JN013565

最近、もの忘れが気になる……
人の名前が覚えられなくなった……
うっかりが多くなった……

思い当たるあなた！
脳が老化し始めているかもしれません

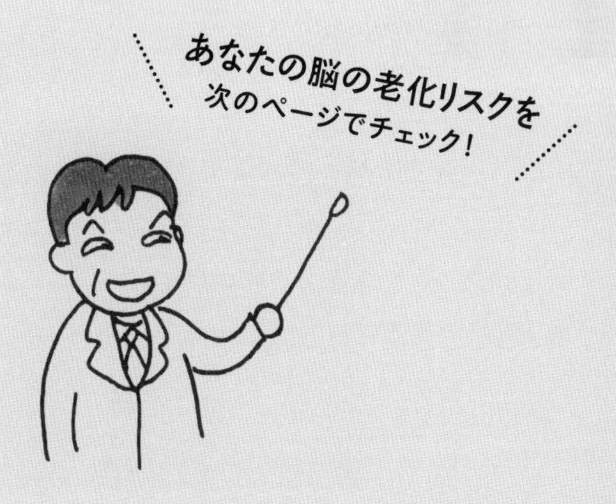

Dr.白澤式

脳の老化リスク度チェック

あなたの脳は老化しやすい？ 次の項目にあてはまるか否か、
「はい」「いいえ」を○で囲みましょう。

●お酒のなかでは赤ワインが好き	はい・いいえ
●健康のために歩くようにしている	はい・いいえ
●緑茶をよく飲む	はい・いいえ
●おしゃれには気を使っている	はい・いいえ
●囲碁や将棋が趣味	はい・いいえ
●日記をつけている	はい・いいえ
●カラオケが好き	はい・いいえ
●小型の青魚をよく食べる	はい・いいえ
●肉は赤身肉を選ぶ	はい・いいえ
●料理にはオリーブオイルを使う	はい・いいえ
●腹八分目を心がけている	はい・いいえ
●手芸など細かい手作業が好き	はい・いいえ
●毎食後、必ず歯みがきをする	はい・いいえ
●早起きが得意だ	はい・いいえ
●休日は自然の中で過ごす	はい・いいえ

「はい」の数（　　個）＝Ⓐ

●睡眠が不足しがち	はい・いいえ
●お風呂よりシャワー派	はい・いいえ
●納豆は苦手だ	はい・いいえ
●好き嫌いが多い	はい・いいえ
●甘いものに目がない	はい・いいえ
●朝食はパン党だ	はい・いいえ
●体重はあまり気にしていない	はい・いいえ
●階段よりエレベーターやエスカレーターを使う	はい・いいえ
●最近、耳が聞こえにくい	はい・いいえ
●歯医者とはご無沙汰だ	はい・いいえ
●出不精で家の中で過ごしがち	はい・いいえ
●寝る前のスマホの使用がやめられない	はい・いいえ
●人と会うのは得意ではない	はい・いいえ
●声を出して笑うことが少ない	はい・いいえ
●タバコをやめられない	はい・いいえ

「いいえ」の数（　　個）＝B

A＋B＝（　　個）

この数値が判定ポイントになります。

判定結果は
16ページ

脳の老化は防げます

まずはこの本を読んで
脳を若返らせるメソッドを
手に入れてください

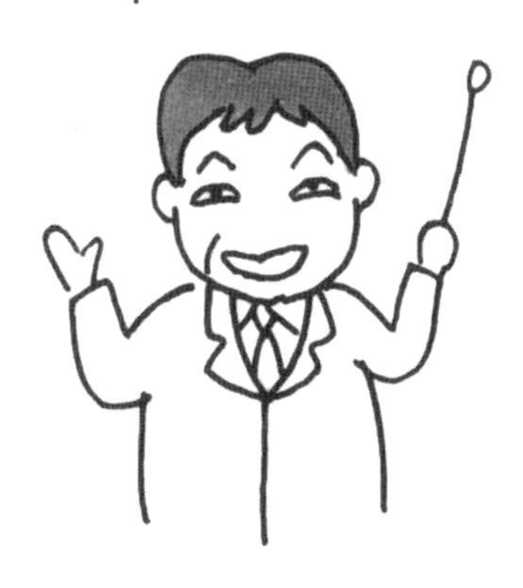

もの忘れ・認知症を防ぐ！

たった5分！の

脳が若返るトレーニング

最新改訂版

白澤卓二 監修

主婦と生活社

はじめに

「顔は思い浮かぶのに、どうしてもその人の名前が思い出せない」
「２階まで上がってきて、“何をしにきたんだっけ？”と戸惑う」
　そんな経験はありませんか。
「もの忘れは年のせい」「ありがちなこと」と笑い飛ばしてしまうこともできますが、ふと不安になることもありますよね。

「認知症だったら、どうしよう……」と。

「人生100年時代」と言われるようになりました。世界中で長寿化が急激に進み、先進国では多くの人が100歳を超えて生きる未来が予測されています。実際、日本でも100歳を超える高齢者の数はどんどん増え、2021年９月には全国で８万6510人と、過去最多を更新しました。
　長生きはおめでたいことです。しかしながら、ただ長生きすればよいわけではありません。多くの人が抱くのは、「認知症」への恐怖と、認知症にならないで一生を健康にすごしたいという願いです。
「自分が自分でなくなってしまう」「家族に迷惑をかけたくない」

だから……**「認知症にだけは、なりたくない！」**

　認知症にならず、高齢になってもいきいきと活躍されていた方でとくに印象的なのが、登山家でプロスキーヤーだった三浦敬三さん（享年101歳）です。2013年に史上最高齢の80歳でエベレスト（標高8848メートル）登頂を果たした三浦雄一郎さんの父で、100歳になっても雪質に合ったスキー板の開発を続けていました。
　聖路加国際病院名誉院長の日野原重明さん（享年105歳）も、90歳を超えてなお人間性や愛などの普遍的なテーマを追い続け、現場に立つとともにさまざまな著作を残しました。

おふたりとも認知症や寝たきりとはほど遠いところで、亡くなる直前まで元気で活躍されました。「人生100年時代」を生きる高齢者の、まさに理想像と言えるのではないでしょうか。

このおふたりに共通しているのは、「生涯現役」の意識をおもちだったということです。年齢を重ねても「もう、いいや」とあきらめてしまわずに、現役として家庭や社会にどんな貢献ができるかを考え、つねに前向きに生きていたのです。その心意気が、脳にも体にもよい影響を及ぼし、健康長寿をまっとうされたのだと思えてなりません。

認知症は、脳の機能低下です。その予防や改善については、国内外であらゆる研究が行われています。その結果、いまの段階で言えるのは、「絶対に認知症にならない方法はない」ということです。

ただし、**発症リスクを減らすことはできます。**
「生涯現役」の意識をもつことが、そのスタート！

前向きな気持ちや社会的刺激が、認知症のリスクを減らすことがわかってきています。

本書では、全世界で発表された「認知症予防と改善の最新情報」からセレクトした、認知症にならないための生活習慣や脳活ワーク、トレーニングを紹介しています。「もの忘れ」が気になり始めたら、コツコツ実践し、「元気で楽しく長生き」のためにご活用ください！

お茶の水健康長寿クリニック 院長
白澤卓二

目次

序
章

1
章

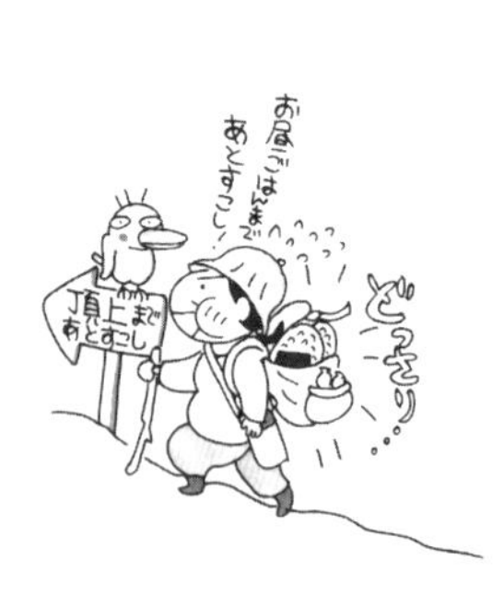
お昼ごはんまであとすこし
頂上まであとすこし
どっこいしょ…

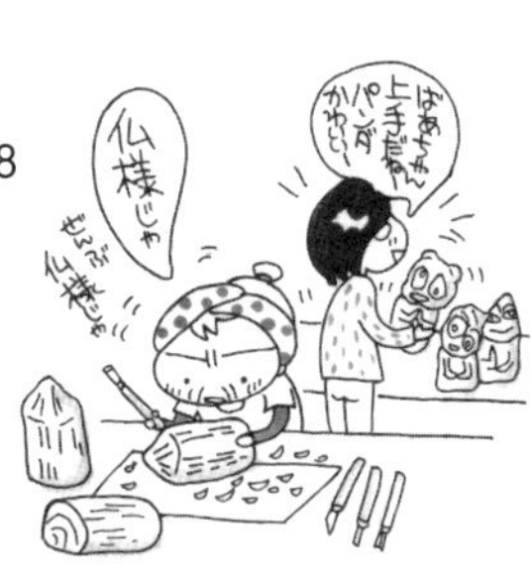
仏様じゃ
ぜんぶ仏様じゃ
ばあちゃん上手だねー パンダかわいい

2
章

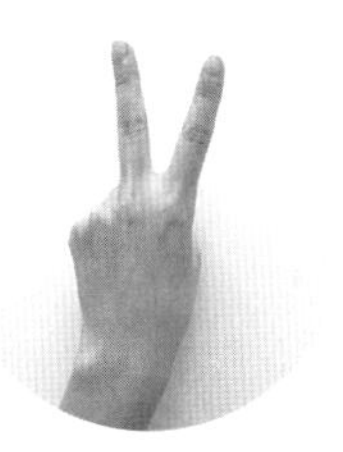

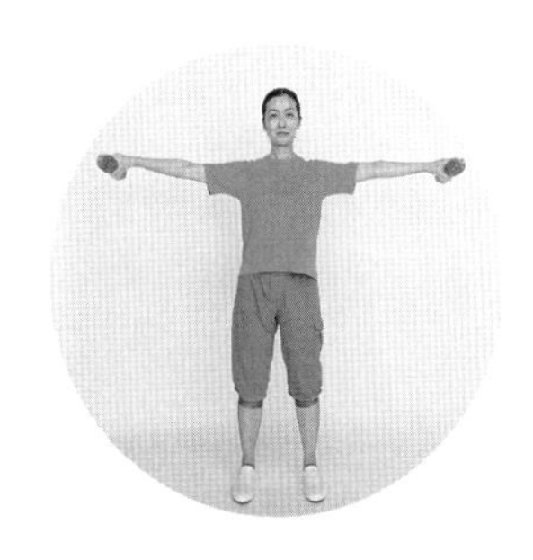

3章 1回5分の脳活ワーク〈パズル編〉 ……… 99

漢字パズル

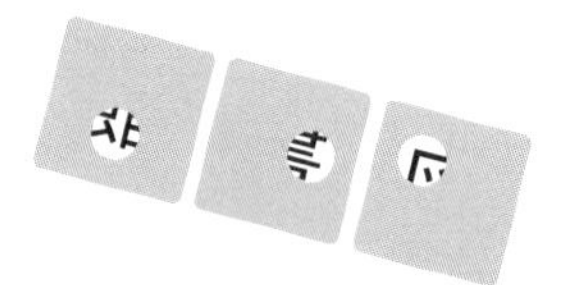

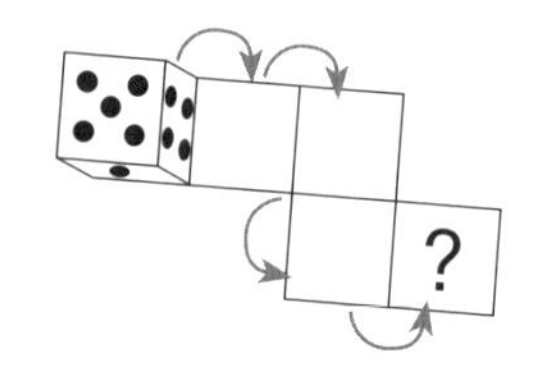

図形パズル

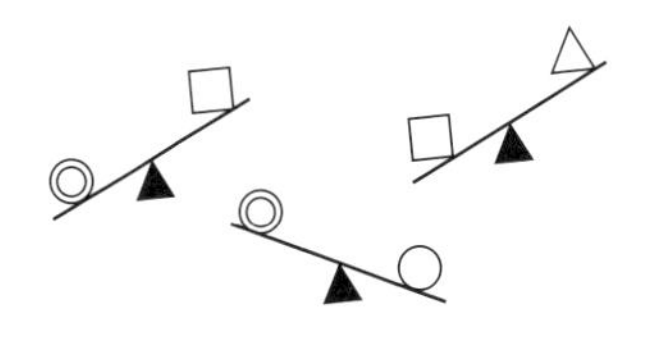

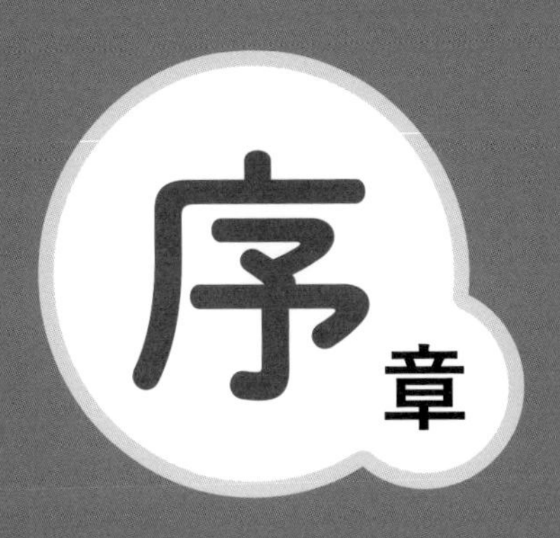

生涯現役！
これを目指して、脳トレを始める前に……

知っておきたい！ 認知症の基礎知識

“認知症になりたくない！”みなさまへ

「はじめに」でお話しした認知症にならず、生涯現役を貫いたふたりのレジェンド。おふたりのように、一生現役でいられるよう、本書を手にしてくださったのだと思います。

認知症にならないためには、まず「認知症のことを知っておく」ことが大事です。ここでは、認知症の基本について、少しですがお話ししておきます。

「日々の小さな心がけ」で、認知症は「予防できる！」

これはうれしい情報ですね！

2019年にWHO（世界保健機構）は、「認知症予防ガイドライン」を発表しました。そこには、認知症予防につながる「運動」「食事」「社会的活動」など、ふだんから実践したい“生活習慣”が紹介されています。これらを行うことにより、「認知症の発症リスクを抑えられる」あるいは、「認知症の発症を先延ばしすることができる」というのです。

それに加え、認知症予防の研究も日夜進歩しています。具体的な最新情報については、本書の１章でお伝えしましょう。

老化による「もの忘れ」と「認知症」は別物

歳を重ねると、「あれ、なんだっけ？」「名前が出てこない……」などと「もの忘れ」が増え、ふと「認知症」の言葉が頭をよぎることもあるでしょう。たしかに、認知症の症状は「もの忘れ」から始まることが多く、比較的ゆっくりと進行します。ですが、老化による「もの忘れ」と「認知症」には大きな違いがあります。それを理解するために、ちょっと例を出しましょう。

「友だちとの約束の日にちを間違えて、待ち合わせをすっぽかしてしまった」とします。

そのとき、「あ、忘れていた！」と思い出すのが、老化による「もの忘れ」です。人の脳は加齢とともに機能が低下していきます。蓄えた記憶を再生する機能が衰え、覚えていたことを思い出すまでに時間がかかってしまうこともあります。でも、「約束した」ことは覚えていますし、忘れていた自覚もあります。ヒントを出せば、思い出すこともできます。

一方、認知症によって記憶が抜けてしまった場合は、脳がもつ「記憶する機能」が障害された状態です。つまり、約束したこと自体を頭から消去しており、なので、ヒントがあっても思い出すことはできません。

これが、大きな違いです。

認知症は「治療可能な病気」になる期待も！

「認知症」とひと言でお伝えしていますが、じつは、「認知症」は疾患の名前ではありません。認知症にはいくつもの種類があり、発症の原因はさまざま。脳の病気や障害などに端を発して認知機能が低下し、日常生活全般に支障が出てくる状態の総称で、種類によって症状も異なります。

なかでも、全体の７割近くを占めるのが「アルツハイマー型認知症」です。“脳のゴミ”と言われるたんぱく質「アミロイドβ」などが異常に脳にたまることで、脳細胞が損傷して減少し、脳全体が萎縮して引き起こされる、と考えられています。

そしてこれらの認知症は、「予防はできても、発症したら治らない」とされてきました。ところが最近の研究で、「治る可能性がある」ことがわかったのです！

私が診療を行っているお茶の水の健康長寿クリニックでは、最近、サイトカイン＊を用いた神経再生治療を認知症に応用しています。メキシコのリバント社ニューロリカバリーセンターのアギラ医師が、すでに小児の自閉症に用いて有効性が確認された治療を、日本で認知症に応用した治療法です。

この治療を受けた多くの患者さんの認知症の進行が止まり、また、記憶力などの認知機能の回復が確認されました。

神経再生治療により認知症は治療可能な疾患になると期待されています。

＊細胞から分泌され、さまざまな細胞に作用するたんぱく質の総称。

「頭や体を使う」と、脳は「若返る」！

治療が可能になるとはいえ、できる限り、認知症になりたくないのが本音です。少しでも脳細胞の損傷を抑えて、脳細胞が壊れないようにしましょう。万一、脳細胞が壊れてしまっても、それを補う以上の“新しい脳細胞”を生み出しさえすれば、認知症を遠ざけることができると考えられています。

「新しい脳細胞を生み出す」には、「脳に刺激を与える」ことが大事です。「脳に刺激を与える」とは、簡単にいえば、「頭や体を使う」こと。仕事や勉強、人との交流、エクササイズ、クイズやゲーム、手指の細かい作業でも脳は刺激されます。すると脳は活性化（「脳活」）され、脳が若返りをはかります。つまり、脳に刺激を与えることは、脳の老化を防ぎ、認知症の予防になる、という仕組みです。

それを実現させるため、本書では、次の３つをおすすめします。

【１章】「生活習慣」を改善することで、認知症の発症リスクを排除。
【２章】「運動」で、脳に刺激を与え、脳を若返らせる。
【３章】「パズル」で、脳に刺激を与え、脳を若返らせる。

そして、この章の冒頭にあるように、「日々の小さな心がけで、認知症は予防できる！」。そのために、本書を大いに活用してください。

巻頭のチェックを受けたあなたへ

Dr.白澤式

脳の老化リスク度チェック 判定&アドバイス

認知症予防の生活習慣と脳活ワークの実践に、判定とアドバイスを参考にしてください。

ポイントが 22以上のあなたは

生涯現役の意識をもち、前向きに人生を送っている姿が目に浮かびます。健康的な生活スタイルをもち、何ごとにも好奇心旺盛に取り組み、人との関わりを大切にしながら毎日を過ごしているあなたの生活は、脳にとって理想的。脳の老化リスクは非常に低い環境です。今後もこのままの生活習慣を保ちつつ、さらに年齢を重ねても心身ともに健康でいられるよう、生活の合間に「運動」や「ドリル」を取り入れてみましょう。

ポイントが 9～21のあなたは

脳の老化防止になる生活習慣と老化が進む生活習慣が混在しています。このままの生活習慣を続けていると脳の老化が進んでしまい、年齢を重ねるに従って、もの忘れや判断力の低下など気になることが増えていくでしょう。気づいた今がチャンスです。１日でも若く元気なうちに生活習慣をあらため、「運動」や「ドリル」を取り入れながら脳の老化を食い止めましょう。

ポイントが 8以下のあなたは

残念ながら、脳の老化リスクが非常に高い環境です。すでにもの忘れや判断力の低下など認知症を疑わせる症状が始まっているのではないでしょうか。ですが、ここであきらめてはいけません！　これ以上老化を進めないために、できることはあります。まずは生活習慣を全面的に見直しましょう。そして、脳を刺激することです。脳細胞を増やす「運動」と「ドリル」を毎日必ず行いましょう。

●認知症にならない

●一生自分の足で歩いて
生活できるように!

この2つが「生涯現役」の
ための基本の心得です

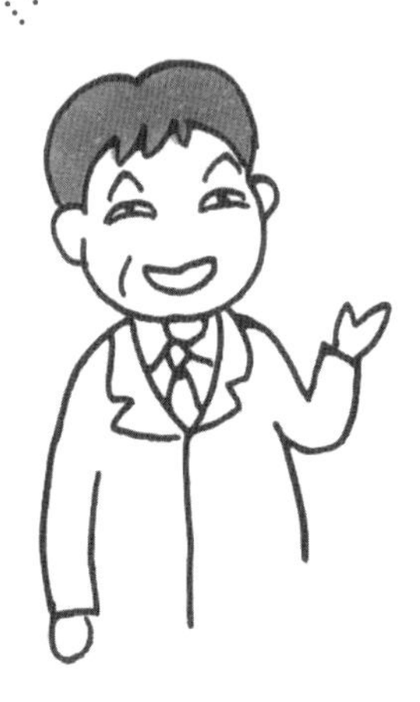

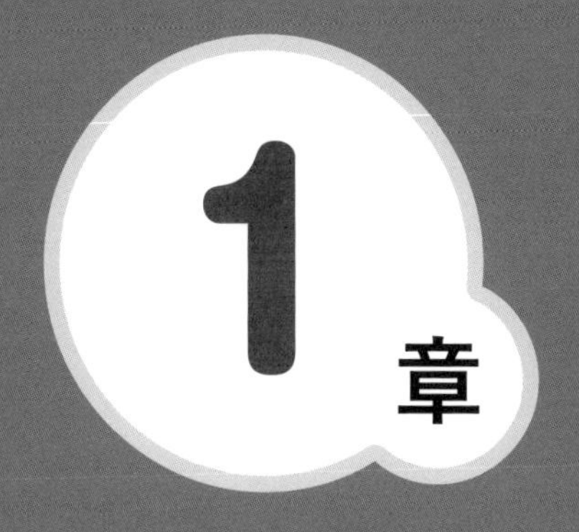

「日々の小さな心がけ」から始めよう！
脳への刺激の、最初の取り組み

認知症予防の生活習慣

世界の研究論文を熟読しているDr.白澤が、
認知症の予防改善につながるメソッドのなかから
取り入れやすい「生活習慣」をセレクトしました。

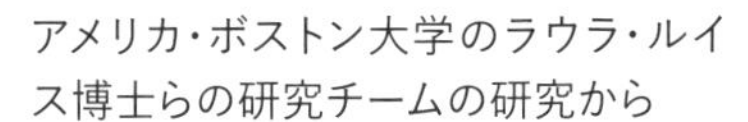

アメリカ・ボストン大学のラウラ・ルイス博士らの研究チームの研究から

「深い眠り」が脳をリフレッシュ！

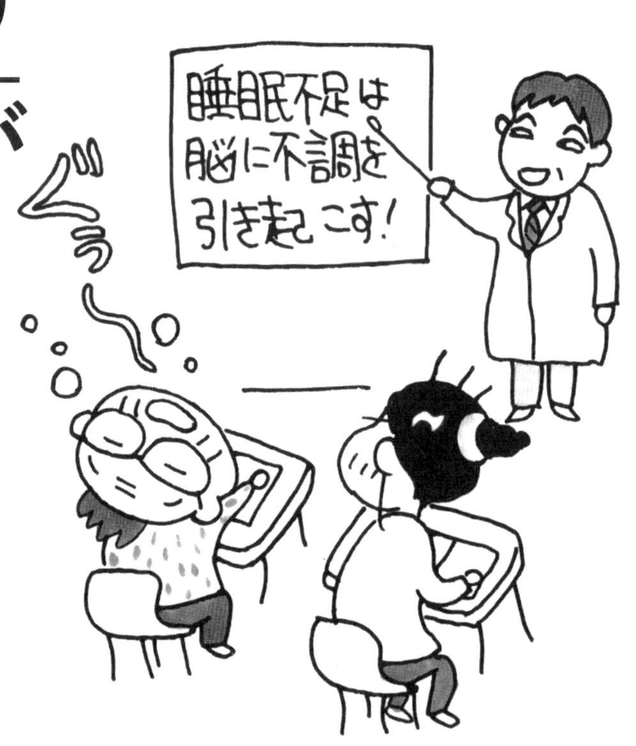

脳内の老廃物を洗い流してくれるのが「睡眠」

夜、なかなか寝つけなかったり、頻繁に目が覚めたり……。年齢を重ねると、どうしても睡眠が浅くなりがち。ですが、認知症予防には「十分な睡眠時間と質の高い睡眠」が大切と、最近よく言われているので、できれば改善したいですね。

その前に、睡眠と認知機能の関係についてお話ししましょう。

研究したのは、ボストン大学のラウラ・ルイス博士ら。その結果、「アルツハイマー型認知症の原因物質である有害たんぱく質『アミロイドβ』は、深い眠りのときに、脳に流入する脳脊髄液(のうせきずいえき)によって洗い流される可能性がある」ことが示されました。脳脊髄液とは、脳や脊髄にある透明な液体のこと。深い眠りにつくと、脳内の血液が脳から出て、その代わりに脳脊髄液が流入し、脳に溜まった老廃物を除去してくれる、というのです。

別の研究では、徹夜をすると、アミロイドβが脳内に蓄積することもわかっています。眠りの浅い日々が続くのは、徹夜をするのと同じ状態。認知症予防には、「質の良い深い眠り」を得て、脳脊髄液の流入を活発にさせる工夫が必要だ、というわけです。

「深い眠り」には、食事や入浴

では、本題。深い眠りを得るためにどうすればいいか。それには、日中の活動が大きく関係します。

たとえば、一見、睡眠とは関係なさそうな「食事」。とくに夕食の内容は重要で、深い眠りには、カロリーや糖質を控えめに、食物繊維の多い食事がおすすめです。そう、日本料理はぴったり！

「入浴」も、大切な要因です（24ページ参照）。

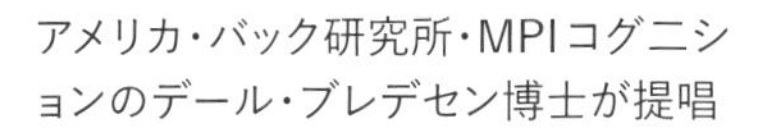

アメリカ・バック研究所・MPIコグニションのデール・ブレデセン博士が提唱

「毎日8時間の睡眠」と「睡眠前3時間の絶食」を

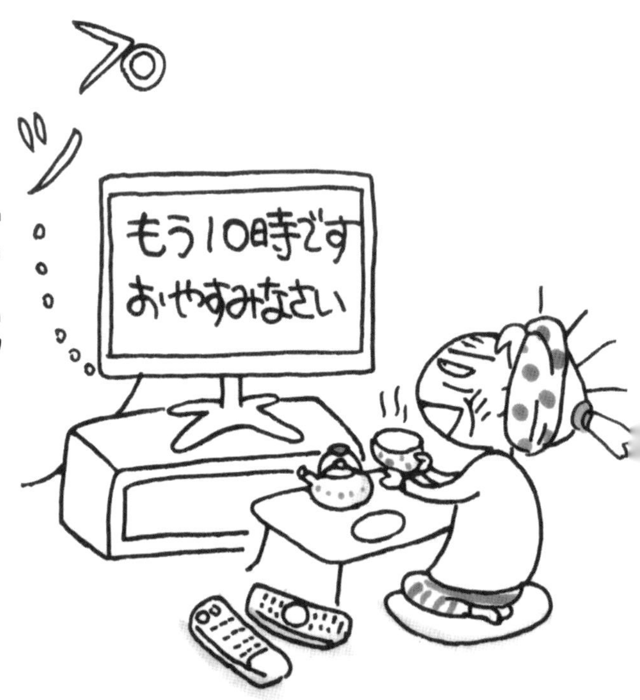

「食事」「運動」「睡眠」の改善が大きなカギ

新型コロナウイルスの大流行で自宅にいる時間が長くなり、日中の活動量が激減。「体の疲れが少ない分、寝つきがさらに悪くなった」と嘆く声をよく耳にします。夜中まで起きているとお腹が空いて、夜食を食べる人もいるのでは？

アルツハイマー型認知症の権威、デール・ブレデセン博士は、アルツハイマー型認知症の予防・治療として「毎日８時間の睡眠」を提唱し、「睡眠前３時間の絶食」も効果的だと伝えています。理由としてあげているのが、「炎症」「栄養不足」「毒素」。炎症は食事や感染などが原因で起こり、栄養不足になると脳も栄養が不足します。毒素である有害物質が脳によい影響を与えないのは明白ですね。

ブレデセン博士が提唱する8つの新習慣

「炎症」「栄養不足」「毒素」を改善するためには、「食事」「運動」「睡眠」を見直すことが必要で、８つの新習慣を強調しています。「１日８時間の睡眠」「睡眠前３時間の絶食」に加え、残り６つ。

●炭水化物や甘いものは減らす　●毒素を排泄させる食材を食べる
●油はココナッツオイル、オリーブオイル　●１週間で150分以上の運動　●食後20分後の歯みがき　●生活空間のカビ除去

とくに難しいことではなく、“ちょっとした改善”ですよね。これこそが「日々の小さな心がけ」であり、脳のダメージを防ぎ、アルツハイマー型認知症の防止に効果的だということを頭に入れておいてください。ちなみに、「毒素を排泄させる食材」とは、にんにく、しょうが、ブロッコリー、かぶ、大根、キャベツなどです。

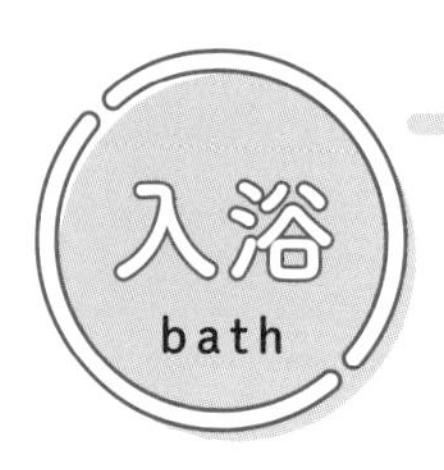

アメリカ・テキサス大学のシャハブ・ハグハイェグ博士らの研究チームの研究から

お風呂は、寝る1～2時間前に入る

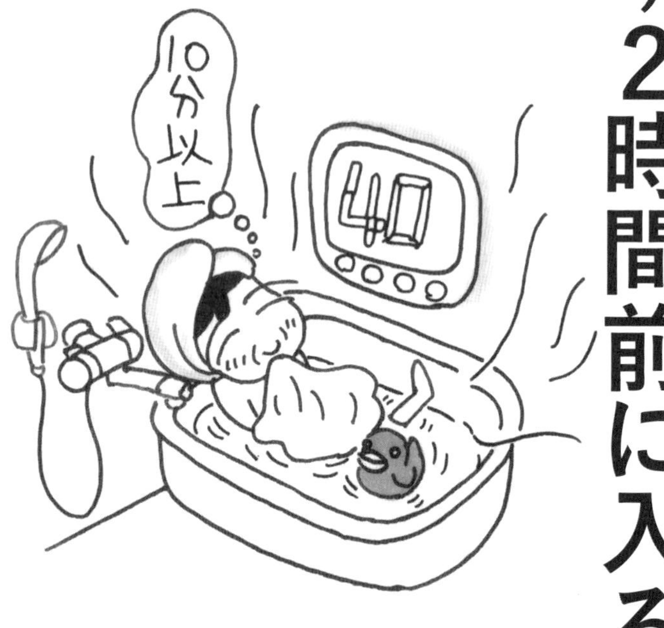

湯の温度は40〜42.5度、最短10分で効果あり

シャハブ・ハグハイェグ博士らは、入浴と睡眠の質の関係を示した17本の論文からさらに研究を進め、睡眠の質、入浴のタイミング、湯温などの入浴条件との関連性を調べました。その結果、「入眠の1〜2時間前、40〜42.5度のお湯につかるかシャワーを浴びる」ことが、よい睡眠のために最適な条件だと見出しました。

入浴時間は最短で10分。同じ温度で同じ時間、足を温めるフットバスを使用することでも同様の効果が得られています。

手足からの熱の放散をスムーズに

ハグハイェグ博士は、「入浴で温まった手足からの熱の放散により、体の深部の温度が急速に低下。その過程が、良好な入眠条件になっている」と考察しています。

赤ちゃんは眠いとき、ほおが赤くなり、手足がぽうっと熱くなります。これは、顔や手足の毛細血管から熱が放散され、体の中の深部体温が下がっている状態で起こる現象です。これと同じ状態を入浴によってつくる条件が、「入浴は寝る1〜2時間前、40〜42.5度、最短10分間」なのです。

同様の仕組みは、夏の寝苦しい夜にも応用できます。「寝るときに冷房をつけるのがいいかどうか」問題。答えはズバリ、部屋を冷やしたほうが良い睡眠を得られます。手足から熱の放散がスムーズに行われ、ほてった体の温度を下げてくれるからです。この理由から、靴下を履いて寝るのはおすすめできません。靴下に熱がこもり、上手に熱を放散できなくなってしまいますからね。

アメリカ・マイアミ大学のミシェル・カウンカ博士らの研究チームの研究、台湾大学公衆衛生学のリン・ワンユー博士らの研究から

肥満を放置しない！

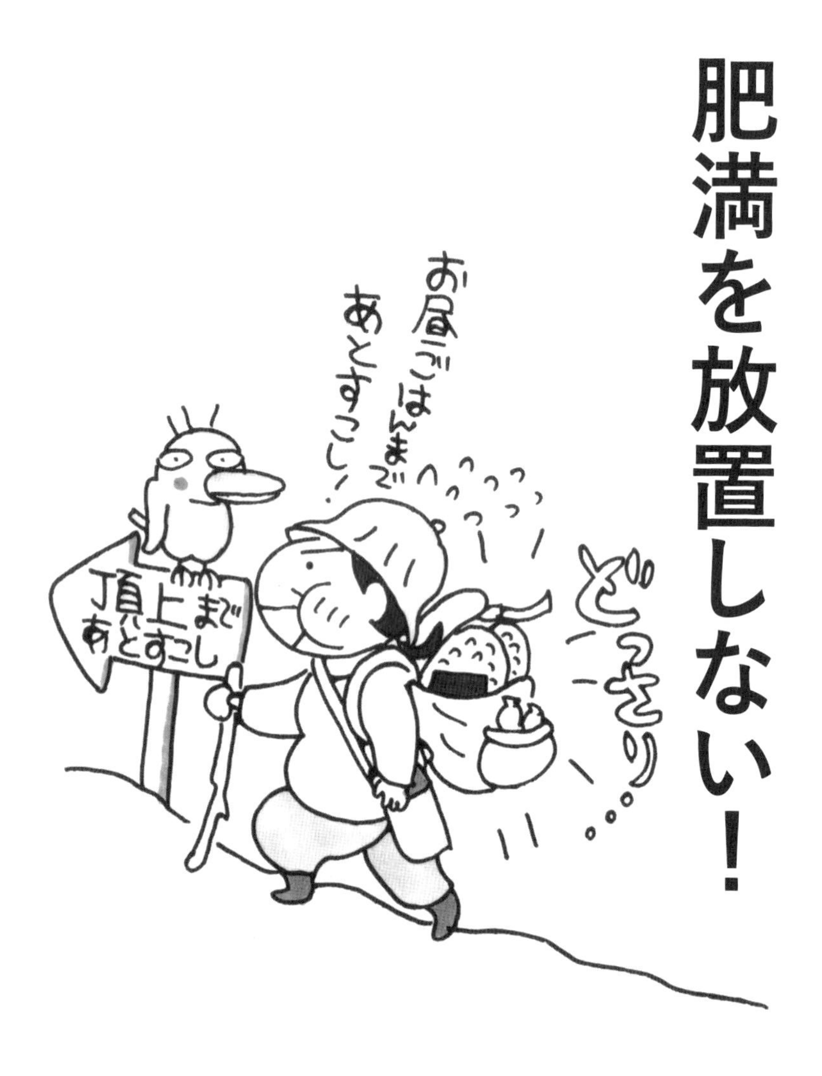

60代になったら体重やウエストサイズを管理すべし!

「肥満は万病のもと」と昔から言われるとおり、肥満は糖尿病や高血圧などの生活習慣病を引き起こします。さらには脳にも悪影響をおよぼし、認知症のリスクになることも強く言われるようになりました。ただ、そのメカニズムはよくわかっていなかったのです。

この解明に近づく発表が、ミシェル・カウンカ博士らによって行われました。「肥満が神経細胞の炎症を引き起こして大脳皮質を萎縮させ、認知機能が低下する」という可能性を示唆する内容です。

研究は、平均年齢64歳の男女1289人を対象に行われ、BMI(体格指数)とウエストサイズが大きい60代は、それが小さい60代に比べ、大脳皮質が薄いことがわかりました。この結果から、認知症予防には体重やウエストサイズの管理が大切だとわかります。

ダイエットには、ジョギングやウォーキングを

台湾のリン・ワンユー博士らは、18種類の運動と肥満予防の関連性を研究したところ、「ジョギング、登山、ウォーキング、ソーシャルダンス、ヨガの5つを長期に実践することが、遺伝的に太りやすい人の肥満予防に有効」と発表しています。

一方、運動としての効果はあっても、BMIを低く保つ効果、つまりダイエット効果が検証できなかったのは、サイクリング、ストレッチ体操、水泳、気功、太極拳、ウエイトトレーニング、バドミントン、卓球、バスケットボール、テニスなど。

肥満予防には、ハードな運動より、ゆっくり長く、持久力が求められ、生活に取り入れやすい運動がよさそうです。

ブラジル・サンパウロ大学のエマヌエル・ゴメス・ショラック博士らの研究チームの研究、イギリスのバース大学とバーミンガム大学の共同研究から

運動のベストタイムは「朝飯前」！

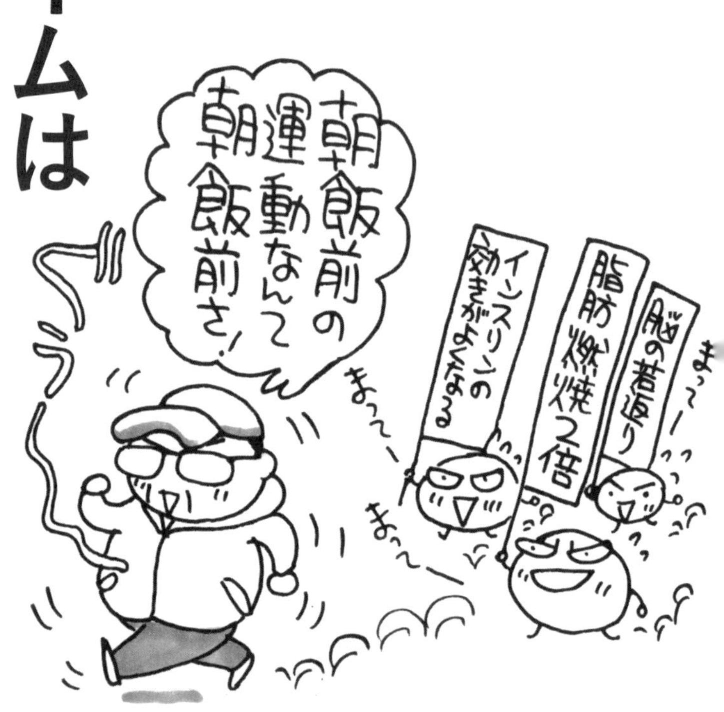

コロナ禍に、糖尿病患者が急増!?

「外出自粛」が求められるコロナ禍。歩く量が極端に減り、運動不足から"コロナ太り"、さらには糖尿病になるケースが増えています。ある調査によれば、コロナ禍において座っている時間は日本人が世界一長く、１日に約７時間。日本人が世界一"動かない自粛生活"を送っていることを示しました。

動かない生活は、「インスリン感受性の低下、体重の増加、血中コレステロールの上昇などにより、生活習慣病の原因に。さらに、全世界で1100万人もの糖尿病患者が発生する」と、サンパウロ大学のショラック博士らは推定しています。

「30分立つ」にも効果あり

"運動不足""コロナ太り"を認識してか、オンラインを使ったヨガやエクササイズ、エアロバイクを使ったホームトレーニングなどに取り組む人が増えてきました。座っている時間が長い人は、30分ごとに席を立って、軽く体を動かすだけでも効果があります。

では、効果が出やすい運動の時間帯はあるのでしょうか？　それを研究したのが、イギリスのバース大学とバーミンガム大学です。結果は、「朝食前に運動したほうが、朝食後の運動に比べて約２倍の脂肪燃焼効果があり、インスリン感受性を高める」。また別の研究では、「脳のインスリン感受性が高まると、認知機能が上がる」と考察されています。つまり、朝食前の運動が、肥満防止、糖尿病予防、さらには認知機能も改善させる可能性がある、というわけです。まさに「早起きは三文の徳」なのですね。

アメリカ・アイオワ大学のミシェル・ボス博士らの研究チームの研究、ドイツ・ミュンスター大学精神科のヨナサン・レップレ博士らの研究チームの研究から

「1日20分」の有酸素運動を毎日

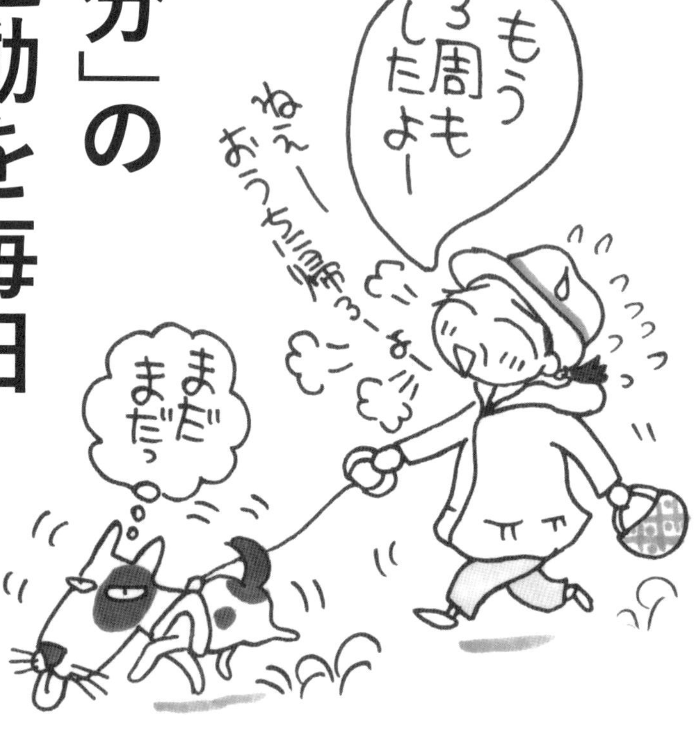

長〜く続けるほど効果㊅

「ワーキングメモリ」（作業記憶）という言葉はご存じでしょうか。頭に入れた情報を短い時間保持し、同時に処理する能力のこと。会話や読み書き、計算など日常のあらゆることと関係します。そしてこの能力、「年齢とともに低下する」と言われてきました。

ところが、アイオワ大学のボス博士らは、ワーキングメモリを改善させる方法を見つけたのです。それは、「１回20分の有酸素運動」です。これを12週間続けることにより、ワーキングメモリは改善し、さらにそのまま維持できることが判明しました。ちなみに、１回の有酸素運動でもワーキングメモリの改善効果は見られましたが、維持はしませんでした。どれくらいの強度の有酸素運動が効果的かは、これからの課題です。

おすすめは、朝の「速歩き」

「有酸素運動が脳の働きを改善させる」という上記と同様の研究結果に加えて、「運動により、脳の神経細胞の質が向上して情報伝達がスムーズになり、認知機能も向上した」と発表したのが、ミュンスター大学のレップレ博士らの研究チームです。「２分間に速歩きで歩ける距離が長いほど、大脳白質の構造の質が高く、認知機能のパフォーマンスが高い」ことを明らかにしました。

これらの結果から、「１日20分の速歩きを毎朝続けること」で、より大きな効果が期待できることがわかりますね。犬を飼っている人なら「犬との朝散歩」を。「犬を飼うことで心筋梗塞などでの死亡率が低く、長生き傾向にある」という研究結果もありますから。

国立長寿医療研究センターの島田裕之博士らの研究から

仲間と一緒に「ゴルフ」をエンジョイ！

ころころ

仲間と一緒に「体と頭を同時に使う運動」を

認知症と運動の関係を長年研究されている島田博士によると、中高年男性に人気の高い運動「ゴルフ」にも、認知症予防に効果があることがわかりました。

研究は高齢者106人を対象に行い、ゴルフと認知機能の関係を調べました。その結果、ゴルフの実技練習だけを行った人に比べ、実技とともにスコア計算などの講習を受けた人のほうが、記憶力などの認知機能が上がっていることがわかったのです。「ゴルフは、仲間とともに行い、打つ・歩くといった運動に加え、スコアの計算や、コースの特徴の読みなど、頭で考えることも多く、それが効果につながる」と島田博士は考察しました。

「やったー！」と喜んでいるお父さんの姿が見えるようです。

もしひざや腰が痛くなったら、“できる範囲”にチェンジ

島田博士は、認知症予防の運動の条件として、以下の4つをあげています。①長く続けられること　②自分が楽しいと思えること　③体と頭を同時に使うこと　④仲間とともに楽しめること。

ただし、「ひざが痛い」「腰が痛い」など、体に不調が出ているときは無理をしないこと。でも、だからといって、体を動かすのをやめると、「もっと体を悪くすることがあるので危険！」だと島田博士は警告します。体の筋肉が衰え、ほかの不調を引き起こす可能性が出てくるからです。

本格的なゴルフが無理なら、グラウンド・ゴルフなどにチェンジするのもよいですね。生涯の趣味として挑戦してみてください。

アメリカ・マウントサイナイ・聖ルーカス病院のアラン・ロザンスキー博士らの研究チームの研究、ノルウェー科学技術大学精神科のアレクサンダー・オルセン博士らの研究から

ものごとは「気楽」に考える

楽観主義者は、死亡リスクが低い

元気に長生きしている人は、ものごとを気楽に考える楽観主義者が多いと言われます。そういえば、記録的な長寿で話題となった、きんさん・ぎんさんも、社交的で明るい性格だったようですね。

実際、ロザンスキー博士らの研究では、「楽観的な人は、悲観的な人に比べて、心臓病で死亡するリスクが35%も低い」という結果が出ています。全死亡率に対しても14%も死亡リスクが低いことがわかりました。

ただ、この結果についてロザンスキー博士は、「楽観主義の医学的効果というより、悲観主義が動脈硬化に関連した心疾患を引き起こし、死亡リスクにつながっている」と考察しています。ですが、楽観主義に、医学的なデメリットが見当たらないのも事実です。もし悲観的な性格だとご自身で思うなら、できるだけ「楽観的に」「ポジティブに」考えたほうが、健康長寿への道が開けます。

楽観的になるには、「睡眠」も大事!

20ページで「睡眠」の話をしましたが、睡眠と思考の関係を説いた発表もあります。ノルウェーのオルセン博士らは、「睡眠が毎日2時間足りない状態が続くと、ポジティブ思考が低下する」と言うのです。寝不足が1日でもあるとポジティブ思考は低下し、寝不足の日が続くほどに、どんどん低下傾向が強まります。さらに、集中力も低下してしまい、仕事や頭の回転などのパフォーマンスを下げることも報告しています。つまり、楽観的になるために、「質のよい睡眠」も必要というわけです。

ドイツ老人病センターのアルクス・ヴェットシュタイン博士らの研究チームの研究から

「気持ち」は、若く！
「見た目」も、若く

自分を「若い」と思う人ほど、生涯現役！

ヴェットシュタイン博士らの研究で、「自分を『若い』と思っている人は、『年寄り』だと思っている人に比べて、幸福感が高く、認知機能は良好で、病気のリスクは少なく、長生きする傾向が高い」ことがわかりました。

年齢を重ねると、若いときには簡単にできていたことができなくなり、それがストレスになってふさぎ込む人もいます。でも、いいじゃないですか！　代わりに、いまできることを見つけ出して、前向きに「いまを生きる」ことにチェンジしましょう。「楽観主義は、健康長寿への出発点」だと先のページでお話ししましたが、研究でも、気持ちの若い人はポジティブ思考が強い傾向にありました。

老化を受け入れて、前向きにとらえ、「人生はうまくいく」と言い聞かせ、物事はいい面を見るようにして、積極的な姿勢を保つ。

これを意識していくと、「『自分は若い』と感じるのに役立つ可能性もある」とヴェットシュタイン博士は続けています。

「見た目」も、アンチエイジングを

この研究には続きがあり、興味深いのは、「見た目の若さに、寿命を伸ばす効果がある」という結果です。

70歳以上のデンマーク人の双子を対象とした研究で、実年齢より若く見えるほうが長生き傾向にあり、見た目年齢の差が大きい双子では、老けて見えるほうが早死にする傾向を見出したのです。

認知機能の維持のために、気持ちも見た目も「若さ」を意識することが大切だということですね。

カナダ・マギル大学医学部のダニロ・ブズドック博士、イギリス・オックスフォード大学実験心理学部のロビン・ダンバー博士の研究から

「人とのふれあい」を積極的に

「孤独」は、認知機能を低下させる

コロナ禍を象徴し、いまや常識になりつつある「ソーシャルディスタンス」。直接のふれあいの減少は、孤独感を増やし、幸福感を減らすことになり、それが、「人間が本来もっている回復力や免疫力などを大きく低下させる」。また、これが長期化すれば、「孤独から認知機能の低下が生じ、慢性病の悪化、寿命の短縮になる」。そう警鐘を鳴らすのが、ブズドック博士とダンバー博士です。

「大好きだったカラオケに行けない」「趣味の集まりがまだ閉鎖中」などと楽しみが奪われ、自粛生活から家にこもりがちになる高齢者。筋肉は衰えて、体の動きが鈍くなり、しだいに少し動くのもおっくうになって、心はふさぎがちに。それが、うつや自殺、認知症の引き金になり……と、負のスパイラルが容易に想像できますね。

手紙や電話、ネットでのつながりを

これまでの研究では、人と人との直接のふれあいは、免疫力をアップさせ、血圧やBMI（体格指数）を低下させて肥満改善になり、うつ病や死亡リスクを低下させるなど、いいことばかりが報告されてきました。とくに年齢が高くなると、人とのふれあいで生じる社会的刺激が記憶力をアップさせ、脳の機能を維持させることなども報告されています。でもいまは、人と人とのふれあいがままなりません。

だからと言って、悲観的になるのは脳にもよくありません。再び、自由に人とふれあえる日が来るまで、手紙や電話、インターネットなどを通して、なんとか人とつながる工夫をしたいものです。

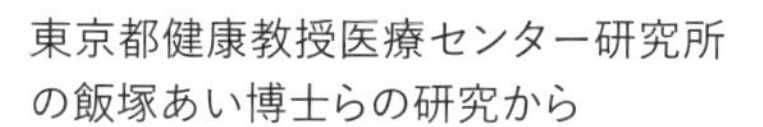

東京都健康教授医療センター研究所の飯塚あい博士らの研究から

「囲碁」や「将棋」で対戦を

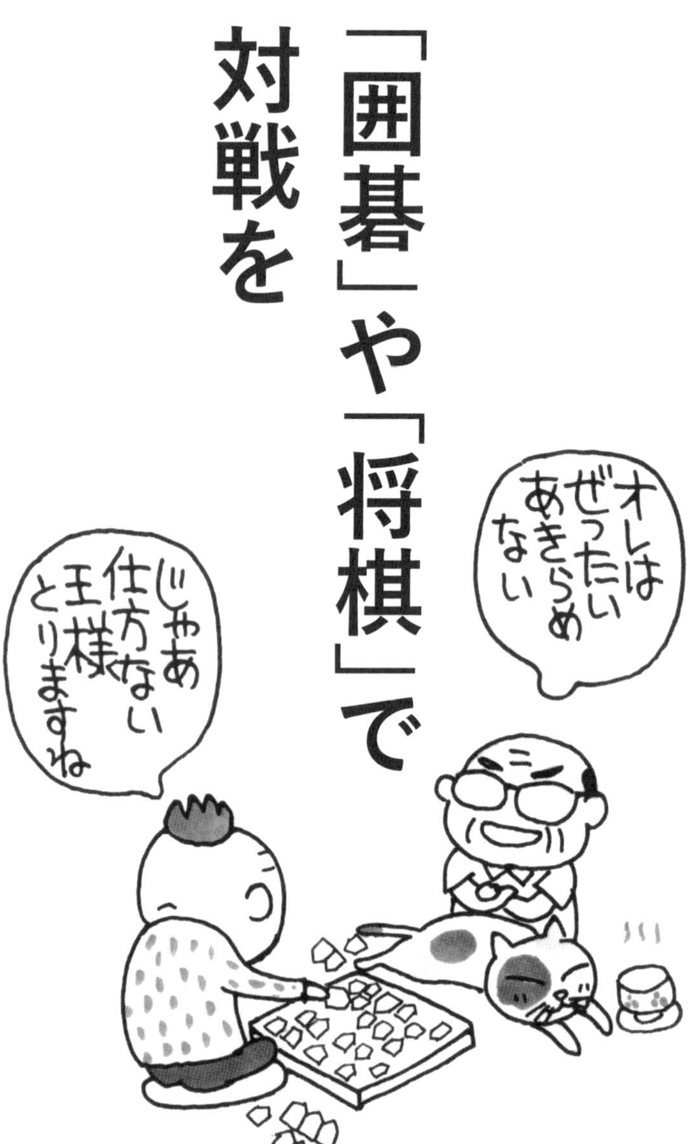

座りながら、脳を鍛える

運動がどんなに認知症予防に効果があるといっても、もしけがなどをして体を動かしにくい状態になったら？　歳を重ねると、「腰が痛い」「ひざが痛い」などの不調も出てきます。そうなったとき、運動の代わりとして、ぜひ活用してほしいのが「囲碁」や「将棋」といったテーブルゲームです。

飯塚博士は、高齢者施設での囲碁を用いた研究で、「囲碁を学んだ人のほうが、囲碁をしない人よりもワーキングメモリ（作業記憶・31ページ参照）の維持や向上が見られた」と発表しています。囲碁は、石をどう動かすか考える作業（意思決定能力）、碁盤全体を把握する能力（空間把握能力）などの認知機能が求められるため、脳の機能を鍛えるのです。

対戦相手との交流も、大事！

囲碁などの対戦型のテーブルゲームは、対戦相手を必要とします。38ページで「人とのふれあいは認知症予防に効果がある」とお伝えしたように、対戦中に相手と話をしたり、相手の様子をうかがったりすることも、認知症予防や改善に有効的なのです。パソコンやタブレットの囲碁でも調査をしたところ、直接相手と会って対戦する場合に比べて効果は下がるものの、ワーキングメモリの改善が見られました。

囲碁でなくても、将棋やオセロゲームなどでもよいでしょう。やったことのないゲームなら、ルールを覚えるという知的活動が加わり、さらに大きな刺激となります。

千葉大学環境健康フィールド科学センターの宮崎良文博士の研究から

「自然」に触れるキャンプや山登り、公園散歩……

「森林浴」で、ガンになりにくい体に

窮屈な「自粛生活」を強いられている反動もあるのでしょう、キャンプが人気です。緑あふれる木々の清涼な香りに満たされ、耳には鳥のさえずりや小川のせせらぎ、目にはキラキラ光る木漏れ日や水面……。想像するだけで、心身ともにリラックスしてきます。

このような、自然がもたらす効果は、医学面にも現れています。「ナチュラルキラー細胞（NK細胞）」という言葉を聞いたことはありますか。体を守る働きがあり、たとえば、体にウイルスが入ってくる、がん細胞が発生するなどを感知すると、それを攻撃し、体を健康に保つように作用する細胞です。免疫力を高めてくれる働きも。これが、自然のなかにいると、活性化されるのです。

私の行った実験でもその結果は明らかになりました。新潟で実施した沢登りキャンプで、参加者の平常時とキャンプ初日、そして最終日のNK細胞数の変化を測定したところ、最終日ではＮＫ細胞数が平常時の５倍に増加したのです。

森の香りも、認知機能改善に一役！

自然のなかに身を置くと、脳から“いい波動（α波）”が出てストレスが解消され、「血圧などの数値が改善された」と森林浴の専門家、宮崎博士は報告しています。また、このページの冒頭で語ったように、自然は鼻、耳、目などの五官を刺激します。この刺激に認知機能の改善効果があることもわかってきました。とくに、森林の香り成分が大きく作用しており、北海道での実験では、「トドマツの香りに認知機能の改善効果があった」と報告しています。

スウェーデン・カロリンスカ研究所環境医学部門のスザンナ・ラーソン博士らの研究から

パズル、ドリル、謎解き……〝ちょっと〟難しい問題に挑戦

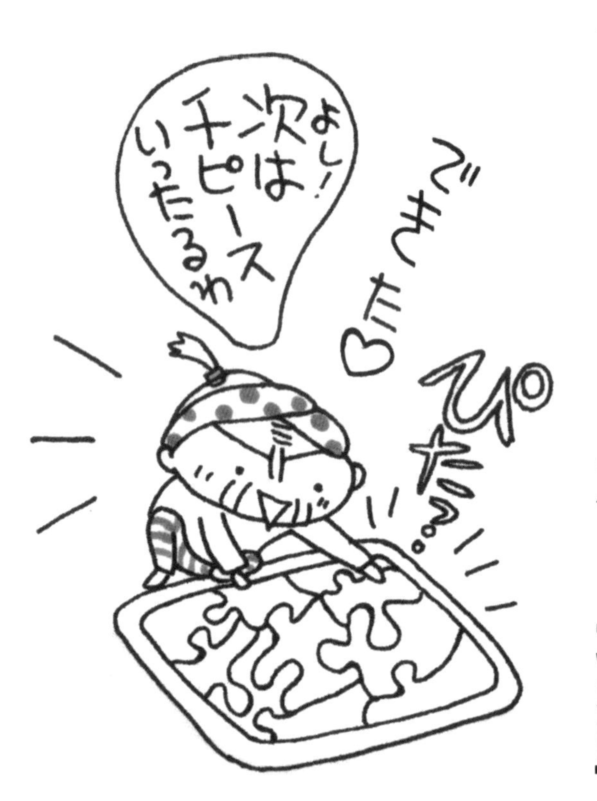

“ちょっと”難しいくらいがいい

「脳トレ」「脳活」「脳ドリル」など、脳を活性化させるためのトレーニングは、世の中に数多く発表されています。かく言う本書もそのひとつ。「それだけたくさんあるのに、なぜ出すの？」と疑問に思う方がいらっしゃるかもしれませんね。ですが、脳トレが数多くあることは、それだけいろいろな角度から脳を知的にトレーニングできるということ。新しいものにチャレンジするほど効果が発揮されると言えるでしょう。

ちなみに、「すぐできた！」「簡単だった！」なら、脳にとっては残念なこと。“ちょっと”難しくて、「んー」とうなりながらするくらいが、脳への刺激にはおすすめです。

目と手と脳を刺激する「ジグソーパズル」

日常のなかにあるものでも「脳トレ」はできます。たとえば、数日前のことを思い出して日記を書く、買い物に行ってお釣りの計算をする、目にした言葉を記憶して逆さまに言ってみるなど。遊び感覚で、日頃からやってみるといいでしょう。

ジグソーパズルもいいですね。小さなピースを手で動かし、パーツの形や配置など目で見た情報を頭の中で整理しながら、完成図をイメージして試行錯誤を繰り返す。完成図を覚える記憶力のトレーニングにもなります。手と目、脳を同時に刺激する知的トレーニングと言えるでしょう。50ページの「手指を動かす」でお話ししますが、ふだん使わないような動きが大事です。ジグソーパズルを利き手と反対の手で行ってみて。さらに脳は活性化されるでしょう。

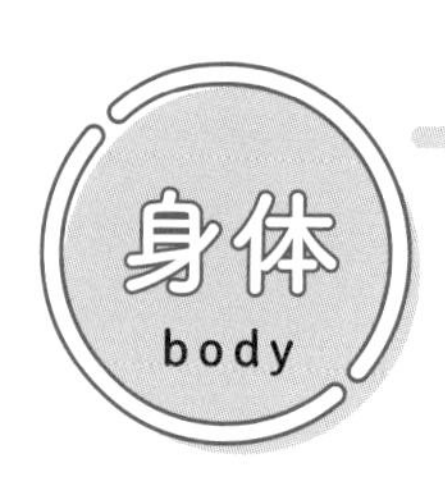

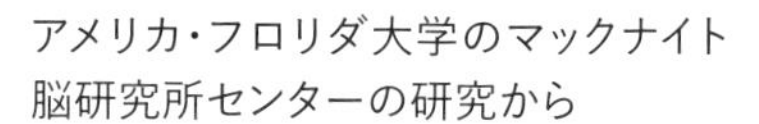

アメリカ・フロリダ大学のマックナイト
脳研究所センターの研究から

「香りを楽しむ」を習慣に

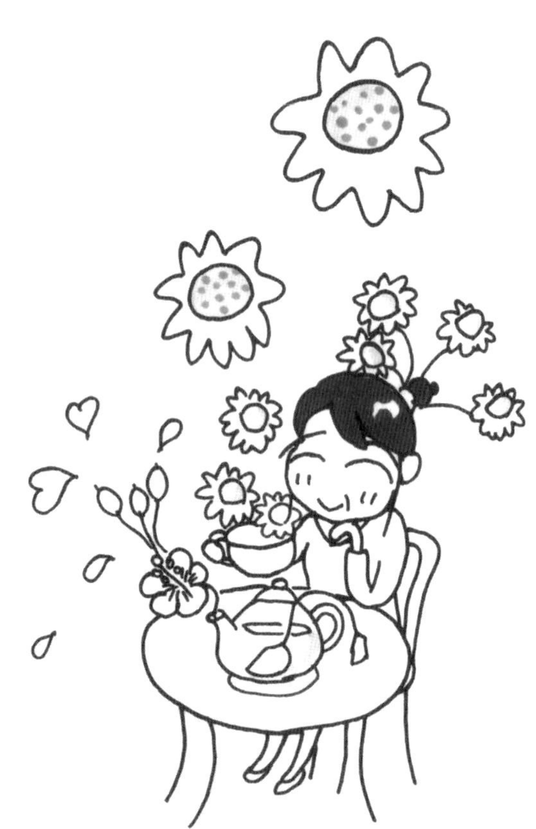

嗅覚は脳と深い関係にある

アメリカでおもしろい研究結果が発表されています。「ピーナッツバターを使って嗅覚を調査すると、認知症の初期症状を判断できる」というものです。被験者は鼻を片方ずつ押さえてピーナッツバターのにおいをかぐと、アルツハイマー型認知症の人は左右の嗅覚に差があり、鼻の機能が落ちていることがわかりました。

「嗅覚」は、脳の記憶や感情を司る部位と深い関係があります。においを感知するセンサーは20代をピークに衰えるという報告もあり、嗅覚が脳の老化と大きく関係することがわかっています。

嗅覚が衰えると、「食事がおいしく感じられず食欲不振になる」「覇気がなくなる」などの状態に陥りやすくなります。食欲不振から栄養不足になる。覇気がなくなると活動量が減り、体の筋肉量が減少する。さらには、引きこもりがちになってうつ状態になる可能性も。これが、認知症のきっかけになることがあるのです。

日頃から、においチェック!

嗅覚の異常に早めに気づくために、においチェックをしてみてください。においが強いカレーなどのスパイス料理や、アロマオイルなどで、においがわかるかを確認するだけ。気になる症状があった場合は、早めに耳鼻咽喉科に相談しましょう。

また世界には、アロマを嗅覚回復の治療に活用している国もあります。心を落ち着かせるなどの効果も期待できるので、アロマを楽しむ習慣をつくるのもいいですね。ただし、植物由来の天然アロマでないと効果が得られないという報告もあるので、ご注意を。

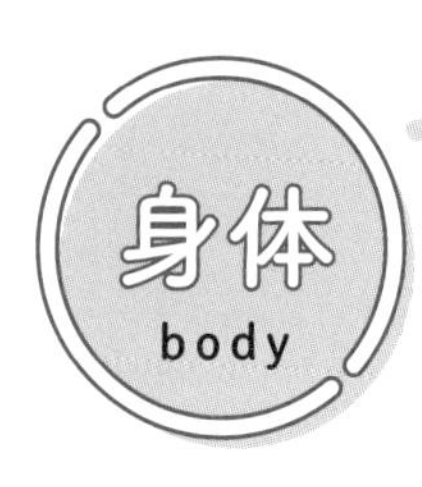

神奈川歯科大学の小野弓絵博士らの研究、九州大学の研究チームの研究から

よく噛んで食べる。歯みがきはしっかりと！

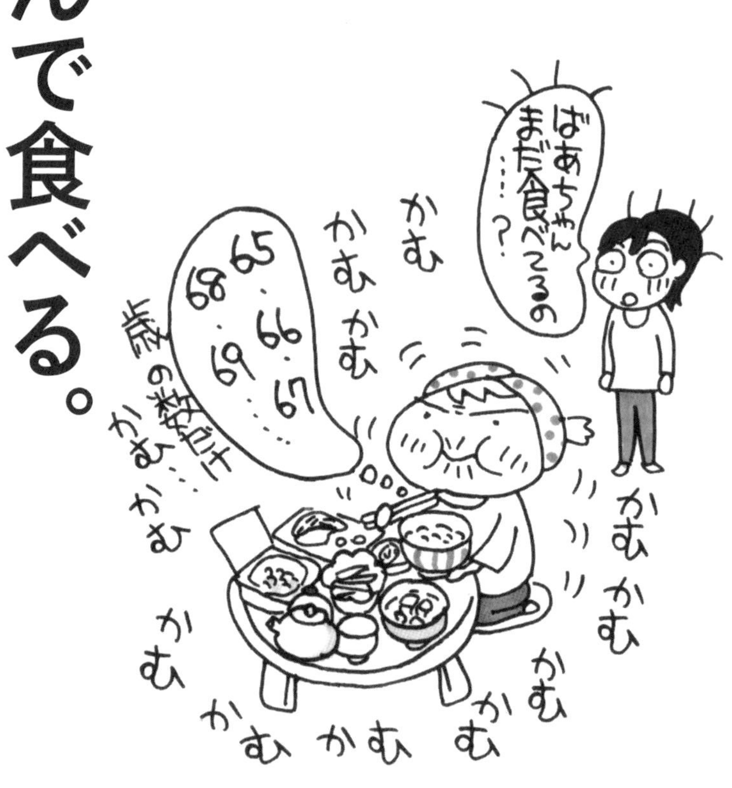

「噛む」ことで、脳を刺激！

やわらかいものばかり食べていたり、あまり噛まずに飲み込んだりしていませんか。これでは、脳に刺激が与えられません。脳を活性化させるには、しっかりよく噛んで食べること。「ひと口30回」が理想ですが、実践しにくい方は、「口に食べ物を入れたらいったん箸を置いて、噛むことに集中すること」をおすすめします。

神奈川歯科大学では、高齢者がガムを噛んだときと噛まないときとで記憶テストを実施。その結果、「咀嚼（そしゃく）で海馬（脳にある、記憶を司る器官）が活性化される」ことがわかりました。歯の根元にある「歯根膜」がセンサーとなって、噛んだものの硬さや厚さの情報を、脳の中の感覚、運動、記憶、思考、意欲を司る部分に伝え、脳を活性化するのです。

よく噛むことで脳の満腹中枢が刺激され、食べ過ぎ防止にもなります。認知症リスクである「肥満」の防止にも役立ちます。

「歯周病」も認知症の原因に！

日本人の約７割がかかっているという「歯周病」。これが「健康長寿にかかわる全身の病気を招く」ことが、九州大学の研究チームによって発表されました。マウスに歯周病菌を投与したところ、アルツハイマー型認知症の原因物質「アミロイドβ」が、投与していないマウスに比べて約10倍も検出され、記憶力も低下したのです。つまり、歯の健康が、認知症予防につながる、というわけです。

日々の歯みがきはもちろんのこと、半年から１年に１回は歯科医で徹底したメンテナンスをおすすめします。ちなみに「歯みがきは食後20分後にするのが効果的」との報告もあります。

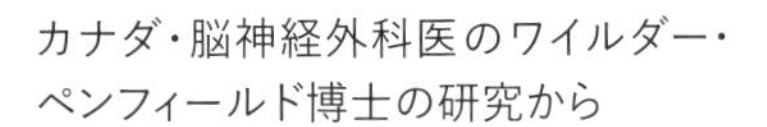

カナダ・脳神経外科医のワイルダー・ペンフィールド博士の研究から

手指を動かす

手指の動きが、脳を刺激

　昔から「手先を使った細かい作業は脳にいい」と言われ、最近では「指は第二の脳」と言われます。これは医学的にも実証されており、ペンフィールド博士は、「脳の大脳皮質と体の各部位は密接に関係する」ことを「ホムンクルスの図」に示しました。
「ホムンクルス」とはラテン語で「小人」の意で、脳の表面を刺激したとき、体のどの部位が反応したかを記した図です。それによると、とくに指先は、脳の中の、触覚などを感じる「感覚野」の約４分の１を、動作を指令する「運動野」の約３分の１を占めています。つまり、手指を動かすと、脳の広い領域が刺激され、それによって脳も活性化される、ということが読み取れるのです。
　私が行った、脳の血流量の変化パターンを表示する「光トポグラフィ」を使った実験でも、手指を使った作業によって、脳の血流量が増えることが明らかになりました。
　実際に、細かい手仕事に熟練した職人や、脳の想像力と手の描写力を駆使する画家などには、認知症にならずに長生きした人がたくさんいます。それは、手指から脳への刺激が絶えず行われているからなのかもしれません。

「新しい動き」が大事！

　２章でいろいろな手指の運動を紹介しますが、ポイントは、「ふだんの日常で“行わない”ような動き」をすることです。いままでに“したことのない動き”に手と理解が追いつかず、心がなえてしまう人も多いでしょう。でもそれこそが、脳を刺激している証拠！あきらめずに、果敢にチャレンジしてください。

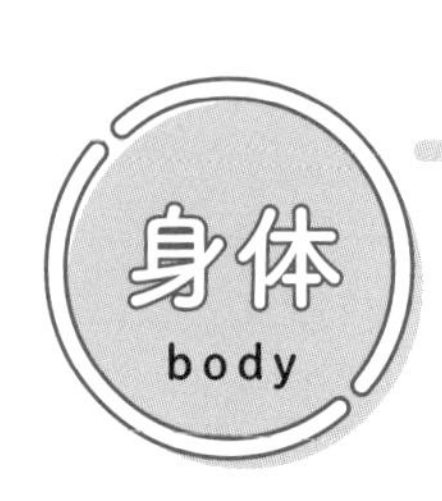

ドイツ神経変性疾患センターのキャスリン・レフェルド博士の研究から

「体」と「頭」を同時に使う

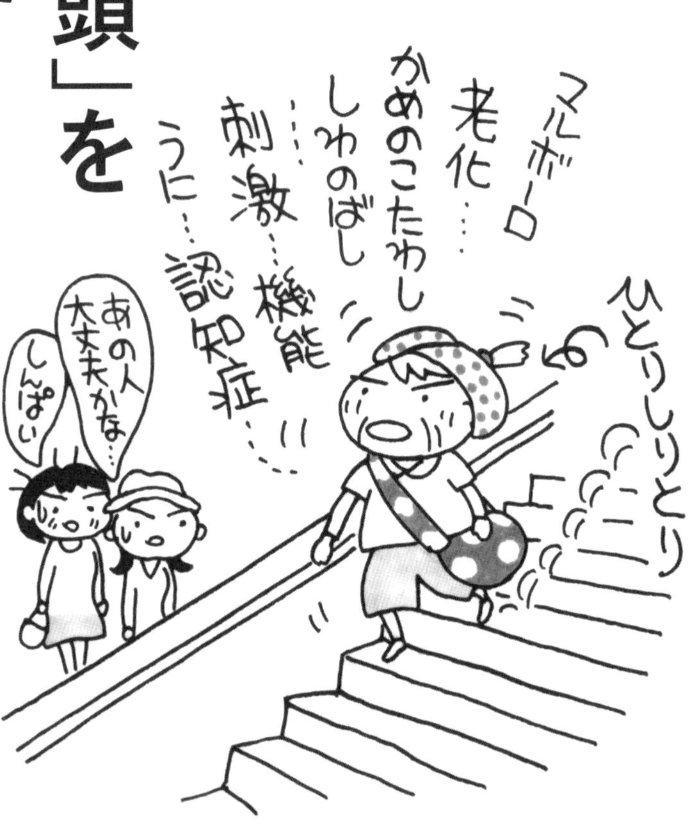

デュアルタスクが脳を鍛える

「デュアル」とは「2つ」の意味で、2つのタスク（仕事）をすることが、脳に刺激を与え、脳の活性化につながると言われています。同時に2つのことを行うと、脳は一時的に混乱し、その混乱を整理するために脳の「ワーキングメモリ」(31ページ参照)の「作業記憶」の機能が強化されるからです。32ページの「ゴルフ」もこれに当たります。

また、レフェルド博士は「ダンス」に着目しました。63歳以上の26名を、ダンスをするグループとフィットネストレーニングをするグループに分けて調査したところ、前者のほうが、記憶などを司る脳の「海馬」が大きく改善していることが判明。ダンスは、音楽を聴きながらリズムに合わせて体を動かすなどのタスクが脳への刺激になり、「脳のアンチエイジング効果が高い」と伝えています。

身近な作業からチャレンジ

この作業は、日常の行動のなかで、さまざまに工夫ができます。

- **料理をしながら、県名を口に出す**

  レシピを確認せずともできる作り慣れたものを料理しながら、47都道府県を、口に出してあげていく。

- **買い物をしながら計算をする**

  スーパーなどで商品をカゴに入れるたびにその値段を足し算していく。レジで答え合わせができる。

- **階段を昇り降りしながら「ひとりしりとり」をする**

  階段を1段昇ったり降りたりするペースに合わせて、ひとりでしりとりをし、それを口に出す。

アメリカ・カリフォルニア大学のエレーン・シャオ博士らの研究チームの研究から

「甘いもの」をとりすぎない！

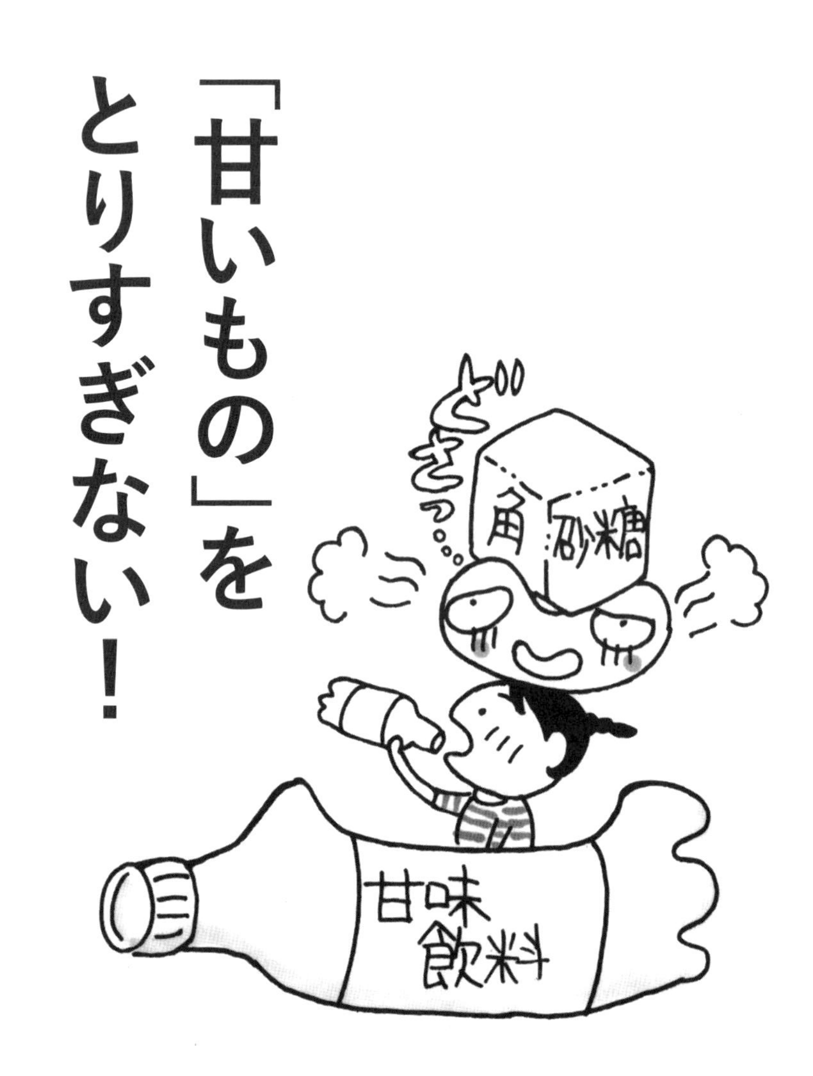

ジュースの砂糖に要注意！

「甘いものに目がない」「食後のデザートは別腹」と言う人や、仕事や勉強などで「脳が疲れたらチョコレート」と言う人の、なんと多いことか。実際、甘いものに含まれる「糖質」は脳のエネルギーになるため、疲れたときには効果があります。

ですが当然のこと、とりすぎはいけません。糖質を大量にとったことから血糖値が急上昇し、肥満や糖尿病などの生活習慣病に、ひいては認知症の発症リスクとなってしまいます。また最近は、高血糖ともの忘れ、認知症の関係についての研究が進み、「高血糖が記憶力を低下させ、そのままにしておくと認知症を発症させる可能性が高くなる」との報告もあります。

シャオ博士らの研究チームは、ジュースなどの「清涼飲料水に含まれる大量の糖が脳の中毒を引き起こし、果糖ブドウ糖液が脳に炎症を生じさせる」と発表しました。また、研究の過程で、清涼飲料水に含まれる砂糖や甘味料などが特定の腸内細菌を増やすことから、「腸内細菌が脳の海馬に影響を与え、記憶力を低下させる」ことを明らかにしました。

「主食」も控えめに

甘いものだけではありません。米や小麦といった主食になる食材にも、糖質が多く含まれます。とくに、「小麦粉に水を入れてこねたときにできるたんぱく質『グルテン』の摂取が、脳に炎症を起こし、アミロイドβを増加させる」ことは、私が訳した『「いつものパン」があなたを殺す』（三笠書房）という本で詳しく語りました。

グルテンを多く含むパンや麺の食べ過ぎにはご注意を。

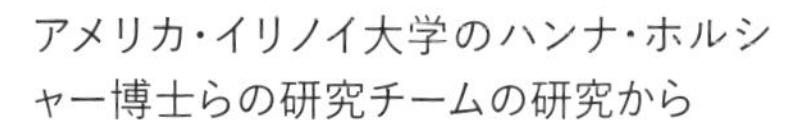

アボカドを食べて、やせる

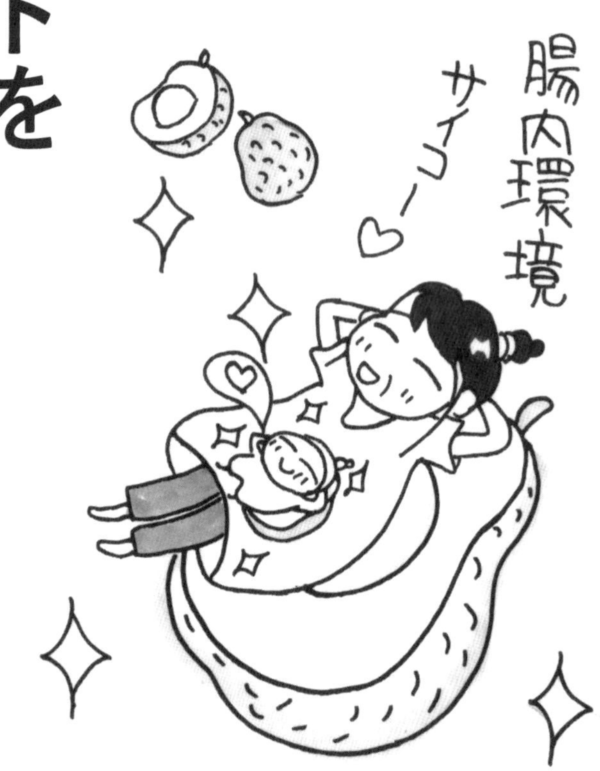

生活習慣病の予防に！

アボカドは、果物のなかで最もカロリーが高いにもかかわらず、「生活習慣病の予防に効果的」だと多数報告されています。アボカドは、「森のバター」と呼ばれるほどの良質な脂肪分、10種類を超えるビタミン、11種類のミネラル、さらには食物繊維を豊富に含むという栄養価の高さに加え、糖質はほとんど含まないことがその理由です。

加えて、ホルシャー博士らの研究によって、「アボカドを食べると腸内環境が改善される」ことが報告されました。

博士らは、アボカドが水溶性食物繊維を豊富に含むことに注目し、アボカドを食べる人と食べない人に分けて12週間調査。すると、前者の腸には、後者に比べて、腸内細菌が活性化して産出される「短鎖脂肪酸」が多く存在していることがわかりました。短鎖脂肪酸は、腸内にすむ有益な腸内細菌、ビフィズス菌や酪酸菌などが活性化するとできる産物で、腸内の悪玉菌を退治する効果があります。

つまり、アボカドを食べると腸内環境が整うことも、生活習慣病を予防する一因だとわかりました。

ダイエット、アンチエイジングにも効果！

短鎖脂肪酸は、脂肪細胞に作用すると脂肪の蓄積を抑えることから、肥満改善の効果、メタボリック症候群においてみられるインスリンの機能低下を改善する効果もあることがわかっています。

さらにアボガドは、肝臓を元気にする成分や、抗酸化力が強いフィトケミカル（色素や香りなどの機能性成分）を豊富に含み、アンチエンジング効果も期待できます。

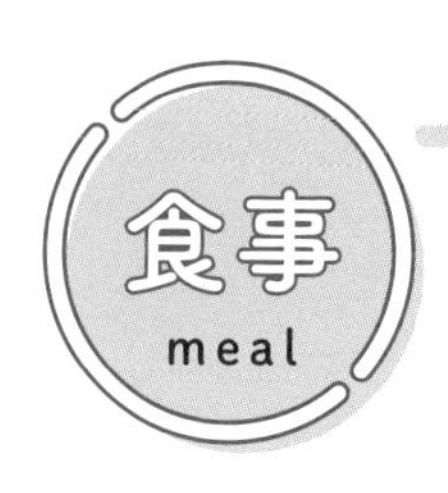

イギリス・リーズ大学のホェフォン・ジャン博士らの研究チームの研究、アメリカ・アイオワ州立大学のオーリアル・ウィレット博士らの研究チームの研究から

肉を食べるなら「赤身」か「ラム肉」を

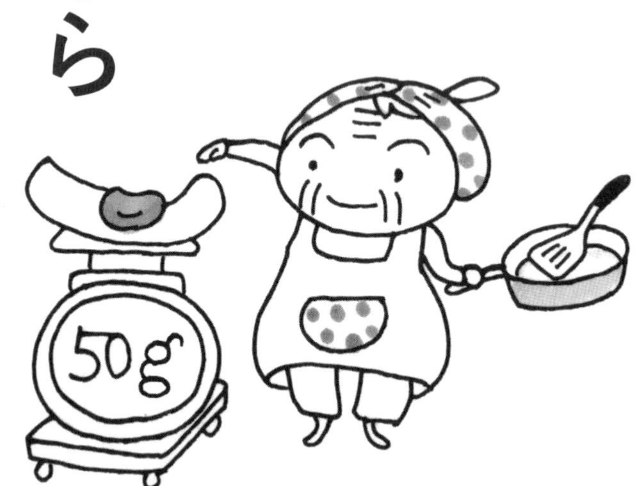

赤身は◯、加工肉は×！

“健康食”というイメージのない肉が、じつは「健康や認知症予防に有効だ」ということを見出したのは、ジャン博士らです。ポイントは、「肉の選び方」にありました。

40～69歳のイギリス人男女を対象に調査をしたところ、「1日に未加工の赤肉50gを摂取すると、認知症の発症リスクが19%も下がる」ことがわかりました。一方で、「１日25gの加工肉（ベーコン１枚程度）の摂取で、認知症の発症リスクが44%もアップ」「加工肉を食べる頻度が高いほど発症リスクは上昇し、赤身を食べる頻度が高いほど発症リスクが下がる」ことも報告しています。

つまり、ベーコンやウインナーは、可能な限り食べる回数を減らすことが認知症予防につながる、ということです。

ラム肉（仔羊肉）は塩分ひかえめで

低カロリーで脂肪燃焼効果が高いことから、近年、ダイエット食材として注目されている「ラム肉」。牛肉や鶏肉に比べて、体に有効な脂「オメガ３（69ページ参照）」や「オメガ６」脂肪酸を多く含み、ビタミンも豊富なことで、その健康効果が高く評価されています。

そんなラム肉と認知機能の関係を調べたのがウィレット博士ら。「毎週、ラム肉を摂取する高齢者は、流動性認知機能（新たな問題を解決する能力）が高く保たれる傾向がある」ことを報告しました。ただし、塩分の摂取量が高くなるとその効果が薄れることも！

グリルやジンギスカン鍋などで、ラム肉を食べる頻度は増やしつつも、うす味で。心がけてみてください。

アメリカ・コロンビア大学医学部のイエン・グ博士らの研究チームの研究、アメリカ・ニュートリッション・インパクトのヴィクター・フニョーニ博士らの研究チームの研究から

きのこは「干して」食べる

「ビタミンD」が認知症予防にパワー発揮！

健康食材として知られる、きのこ。カロリーが低く、食物繊維が豊富なことから、コレステロールや血糖値、血圧の降下、生活習慣病の予防や改善に効果を示します。また、シイタケやマイタケなどに含まれる成分「βグルカン」は、がん予防の効果が期待されています。これまでも“健康にいい”とされてきたきのこに、さらに、認知症予防効果があることもわかりました。それは、きのこに豊富に含まれる「ビタミンD」による効果です。

グ博士らの報告によれば、「食事でのビタミンDの摂取量が多い高齢者は、摂取量が低い高齢者に比べて、認知症の発症リスクが28％も減少する」というのです。

ビタミンDは、日光によって増加します。そのため、きのこを天日干しするとさらにビタミンD量が増加。２～３時間干すだけでも効果があるので、“きのこ類は天日干しをしてから調理”にチャレンジしてみましょう。ちなみにビタミンDは、サケやイワシ、サンマ、サバなどにも多く含まれます。

シイタケとヒラタケが、より認知症におすすめ

きのこのなかでも、シイタケ、ヒラタケはとくにおすすめ。フニョーニ博士らの研究では、これらには認知機能の低下を予防する栄養成分「エルゴチオネイン」が多く含まれることがわかりました。

エルゴチオネインは強力な抗酸化作用を持つ物質で、摂取すると脳内の酸化が抑えられて、記憶力の向上、アルツハイマー病、うつ病などが改善する可能性がある、と報告されています。

アメリカ・ピッツバーグ大学公衆衛生学の関川暁博士らの研究チームの研究、アメリカ・タフツ大学栄養学のキラ・シェア博士らの研究チームの研究から

「ひきわり納豆」と「青菜」を常備

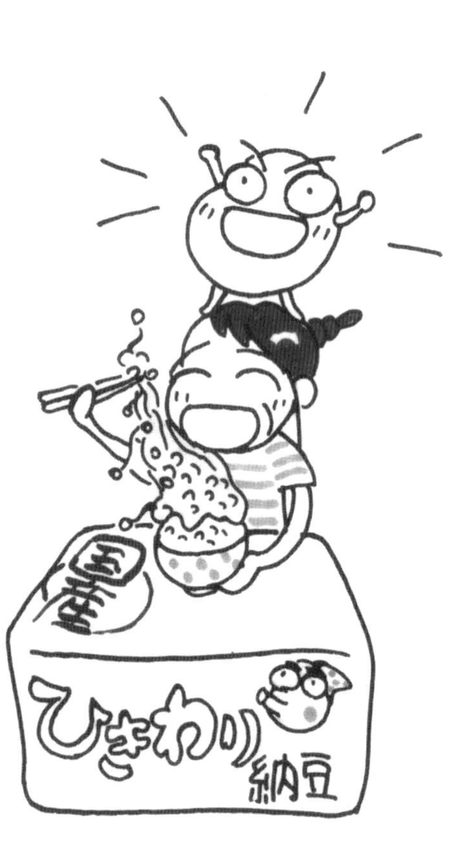

「大豆」で、脳の認知機能をキープ！

「畑の肉」と言われるほど、良質なたんぱく質を豊富に含む「大豆」に、認知機能の維持の効果がある可能性が見えてきました。

研究を進める関川博士は、大豆を食べたときに腸内で産出される「エクオール」という物質と脳の血流の関係に着目。その結果から、「大豆を食べると多量のエクオールが発生し、それが血液に乗って脳へ到着。脳の血管障害を抑制して、認知機能を維持する可能性がある」と考察しています。つまり、大豆には認知機能をキープする効果が期待できる、というわけです。

ちなみにエクオールは、大豆だけでなく、野菜や海藻、根菜、きのこなど、食物繊維が豊富な食材を食べたときにも多く発生します。

ひきわり納豆で健康長寿

大豆食品のうち、とくにおすすめしたいのが「納豆」です。納豆には、血液をサラサラにする「ナットウキナーゼ」、動脈硬化や骨粗しょう症を予防する「ビタミンK」、老化を抑える「ビタミンB_2」が豊富に含まれます。なかでも「ひきわり納豆」は、表面積が大きいぶん発酵も多く行われ、粒の納豆よりビタミンK_2が多く含まれるのでおすすめです。

また、ビタミンKに関してシェア博士らは、「ビタミンK_1の血中濃度が高く保たれている高齢者のほうが、血中濃度が低い高齢者より長生きできる」傾向にあると発表しました。ビタミンK_1は、しそや春菊、ほうれん草、小松菜、ブロッコリーなどに含まれます。

健康で長生きのためにも、ひきわり納豆と青菜を常備しましょう。

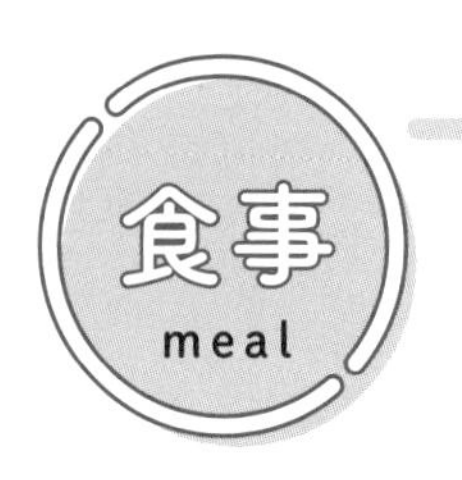

中国北京協和医学院のドンフェン・クウ博士らの研究チームの研究、イギリス・バース大学のカタリーナ・レンデイロ博士らの研究チームの研究から

「緑茶」か「ココア」を週に3回以上飲む

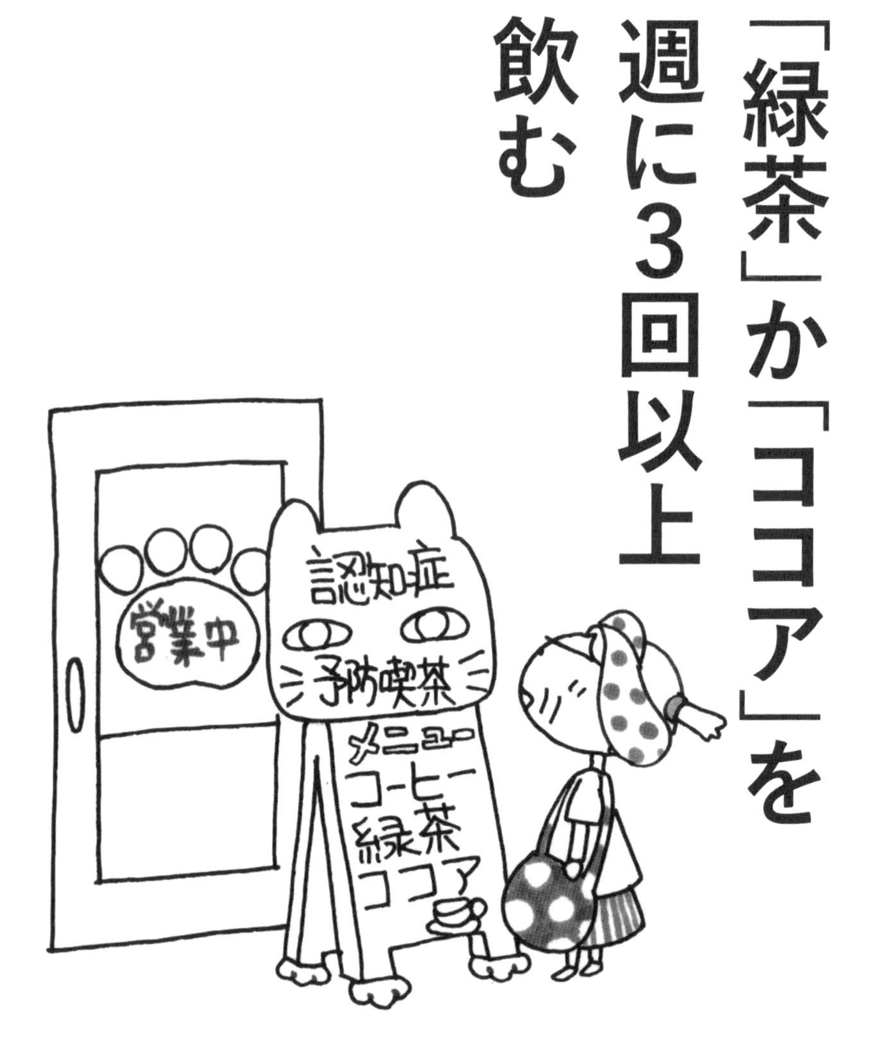

「カテキン」と「テアニン」が、健康効果を発揮

リラックスタイムに欠かせないお茶。緑茶、紅茶、ウーロン茶など、種類はさまざまですが、いずれの茶葉にも「カテキン」というポリフェノールが含まれます。ポリフェノールには抗酸化作用があり、心臓病、高血圧、がんの予防効果のほか、最近では、認知症予防にも効果があることがわかってきました。また、お茶のうまみ成分である「テアニン」には鎮静作用があり、認知機能を維持する可能性があることが報告されています。

では、どれくらいの頻度で飲むと、これらの健康効果が得られるのでしょう。それを研究したのが、クウ博士です。博士は、「週に3回以上、お茶を飲んでいた人は飲んでいない人に比べ、動脈硬化精神疾患の発生が20％、心臓病による死亡率が22％、総死亡率では15％も低い」と発表しています。

お茶の種類では、緑茶のほうが紅茶よりおすすめ。茶葉を発酵させる紅茶は、製造過程で抗酸化力が減少するからだと考えられます。

「ココア」で心豊かに、物事に取り組む精神を

「ココア」もおすすめです。レンデイロ博士らは、「ココアに含まれるポリフェノール『フラバノール』が、脳の前頭葉（感情や人格、実行力などの機能を司る器官）の血流に作用し、脳の“難問を解決する”機能を向上させる」と報告しています。

「コーヒー」には、記憶増強の作用があるという報告もあります。もし「急に老け込んだ」「元気ややる気がなくなった」ならココアを、「記憶力に自信がなくなった」ならコーヒーを飲んでみて。

イギリス・マーモット博士の研究、アメリカ・アイオワ州立大学のオーリアル・ウィレット博士らの研究チームの研究から

「赤ワイン」と「チーズ」で乾杯！

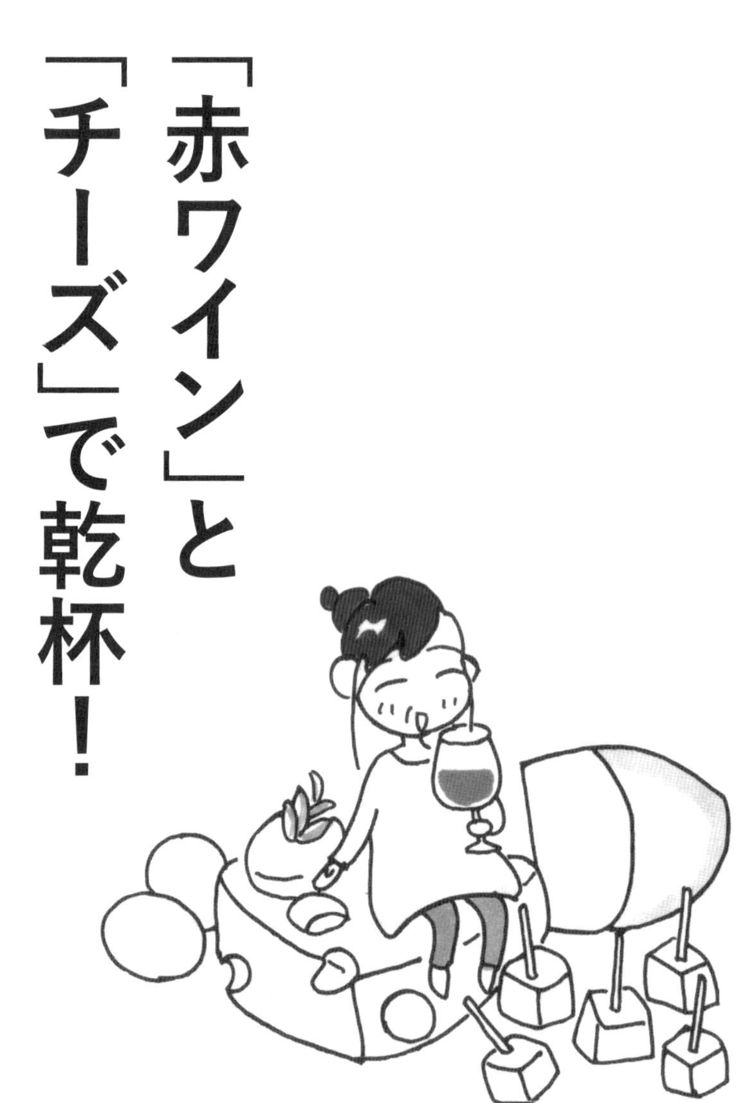

「適量」がもっとも健康効果㊛

「酒は百薬の長」と言われますが、適量のお酒が「長生き」につながることを報告をしたのは、イギリスのマーモット博士です。

そのほかにも、「お酒を飲みすぎる日が続くと、脳の萎縮が10年も早く進む」「1日に3～4杯赤ワインを飲む人のアルツハイマー型認知症の罹患率、死亡率がもっとも低い」「ワインを1日5杯以上飲む人は、飲まない人よりも死亡率が上がる」など、お酒の量と健康に関する研究報告はいくつもあります。飲む量に注意しましょう。私は、日本酒なら1合、ビールならロング缶1本と伝えています。

お酒の種類では「赤ワイン」がおすすめです。赤ワインに含まれるポリフェノール「レスベラトロール」が、「長寿遺伝子を活性化させる」という研究が発表されています。脳の血流量を増加させる働きもあり、認知症などの予防効果が期待されています。このレスベラトロールは、ブドウの皮やブルーベリー、ピーナッツの薄皮にも含まれているので、それらをつまみにしてお酒を飲むのもいいでしょう。赤ワインなら2杯弱を目安にしてください。

チーズとの組み合わせが最強

赤ワインに合うつまみといえば「チーズ」。カルシウムが豊富なため骨粗しょう症予防に有効で、とくに女性におすすめの食材です。

さらにうれしいことに、ウィレット博士らの研究で、「赤ワインとチーズをよくとっている中高齢者は、それらをとっていない人に比べて、認知機能の低下が遅い」ことが報告されました。

……とはいえ、「適量」の効果は、お忘れなく。

アメリカ・スタンフォード大学医学部の
ケイトリン・アンドレアッソン博士らの
研究チームの研究から

調理には「オリーブオイル」か「ココナッツオイル」

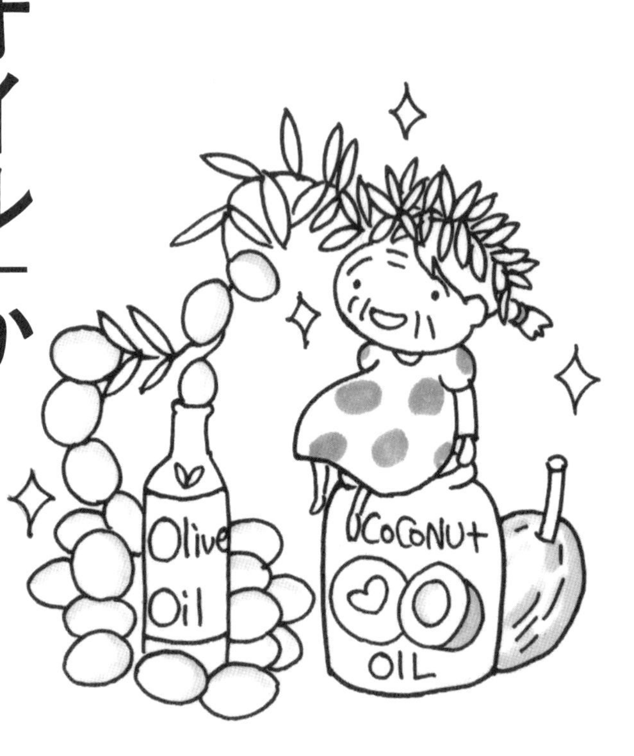

「ココナッツオイル」は、生活習慣病を予防する

数年前、「ココナッツオイルは認知症の予防、改善に効果がある」と発表されてブームになり、店頭から消えたことがありましたね。その流れで、体に「いい油」「避けたい油」があることも、大きく報じられました。

ココナッツオイルは、「いい油」の代表と言えるでしょう。エネルギーとして燃焼されやすく、体内に蓄積されにくい、という特徴があり、動脈硬化などの生活習慣病の予防にもなることがわかっています。4000年以上の歴史をもつ東洋医学のひとつアーユルヴェーダでは、ココナッツオイルは治療薬として使われているほどです。

何種類もが店頭に並ぶ「オリーブオイル」もいい油。血液中の悪玉コレステロールを減らす効果があります。

脳の活性化には「アマニ油」「エゴマ油」を生で

59ページで示した「オメガ3」に分類される油には、動脈硬化の予防や脳の活性化が期待できることがわかっています。食材としては、ラム肉以外にサバ、アジなどの青魚にも入っています。

オメガ3は「リノレン酸」「DHA」「EPA」が主成分の油で、食用油としては、「アマニ油」や「エゴマ油」があります。どちらも熱に弱いので、加熱せず、ドレッシングなどに使ってください。酸化しやすいので開封後、早めに消費が必須です。

日本では、「サラダ油」(菜種油、コーン油、大豆などを調合した食用油)を使う方が多いですが、熱に弱く酸化されやすいため、加熱調理にはおすすめしません。加熱調理にはオリーブオイルを。

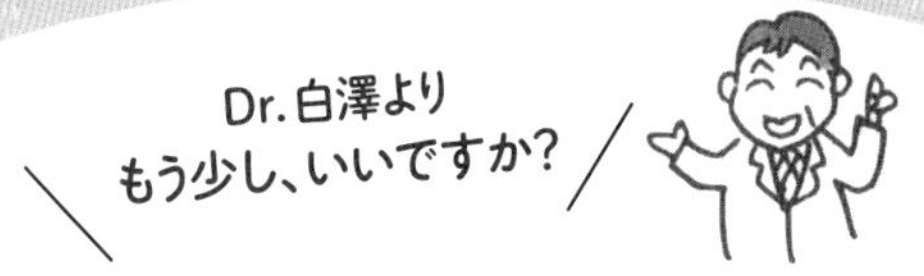

70代からは
ちょっと太っているくらいがちょうどいい

１章のなかで、「肥満は大脳を委縮させる」とお伝えしました（26ページ参照）。ほかのページでも、肥満が認知症のリスクになることを繰り返しお伝えしています。では、“やせていれば安心”なのかというと、そうではありません。

じつは、もっとも死亡リスクが低いのは「ちょいぽちゃの人」だという研究結果があります。

日本で行われた７つの疫学研究によると、もっとも死亡リスクが低いのは、男性でBMI（体格指数）が25.0〜26.9、女性で23.0〜24.9の人たちでした。BMIとは［体重（kg）］÷［身長（m）の２乗］で割り出す数字で、日本肥満学会では22を適正体重とし、25以上を肥満、18.5未満を低体重と分類しています。つまり、適正体重より多い層の人が、もっとも死亡リスクが低いということがわかったのです。

私自身、70歳を過ぎたら少々太っているほうが健康長寿につながりやすいと考えています。推奨しているのは、20歳のときの体重プラス５kg程度。

わざと太る必要はありませんが、よほど太っているのでなければ、むやみに「やせよう」とする必要はないということ。少なくともやせる目的で食事を減らしたり、粗食を心がけたりすることはやめましょう。高齢者が栄養不足になると、免疫力の低下や筋力低下による転倒から寝たきりなどの状態を引き起こしやすくなります。

「なんだ、ダイエットをしなくていいのか！」。そう思った方、なんだかはればれとした気持ちになったのではないですか。

いつでもどこでも、すぐできる
小さな動きが脳を刺激!

1回5分の脳活ワーク〈体操編〉

脳を刺激するさまざまな体操を集めました。
脳の活性化には、朝食前や、ドリルやパズルをした
4時間後に体操をするのがおすすめ、という報告もあります。

指を左右でずらして折る

親指から1本ずつ、指を順番に折っていきます。
左右の指の動きをずらすことで、脳への刺激が活発になります。

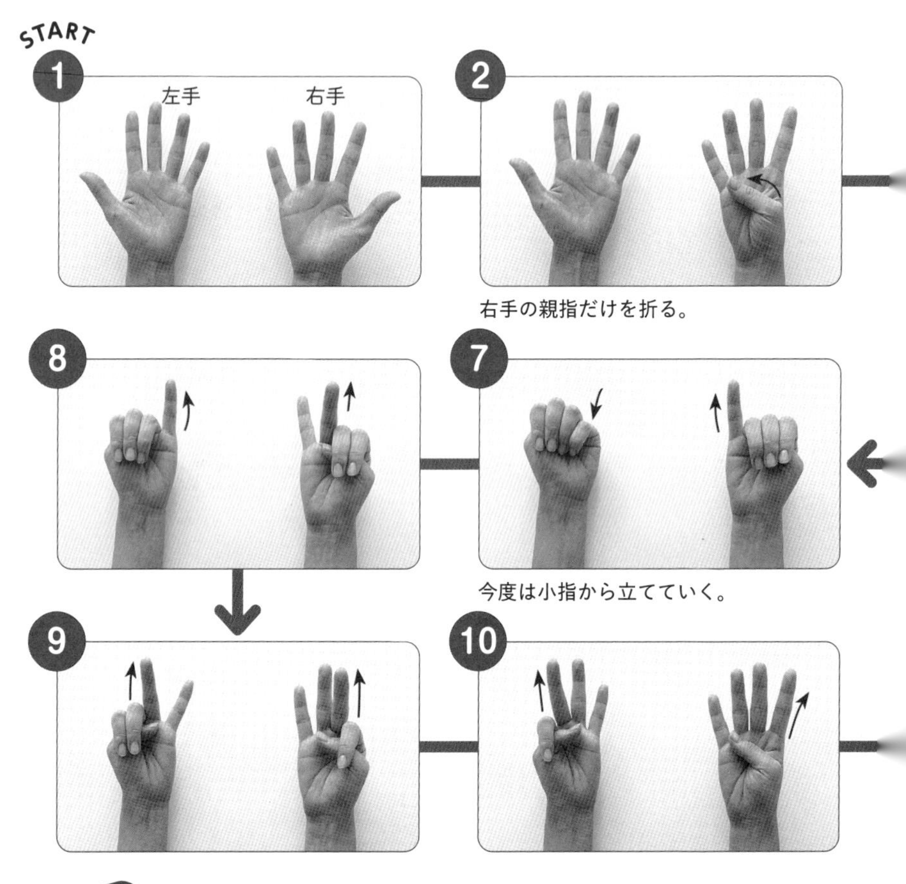

右手の親指だけを折る。

今度は小指から立てていく。

POINT うまくできないときは、１本ずつ確かめながら指を折ってみましょう。ゆっくりでも効果はあります。

基本の動き

ひじを軽く曲げて体の正面に両手を差し出す。手のひらを上に向けて広げ、親指から順番に指を折っていく。このとき、右手と左手を1本ずつずらして折る。

- すきま時間に
- 1セット＝3回を1日3セット

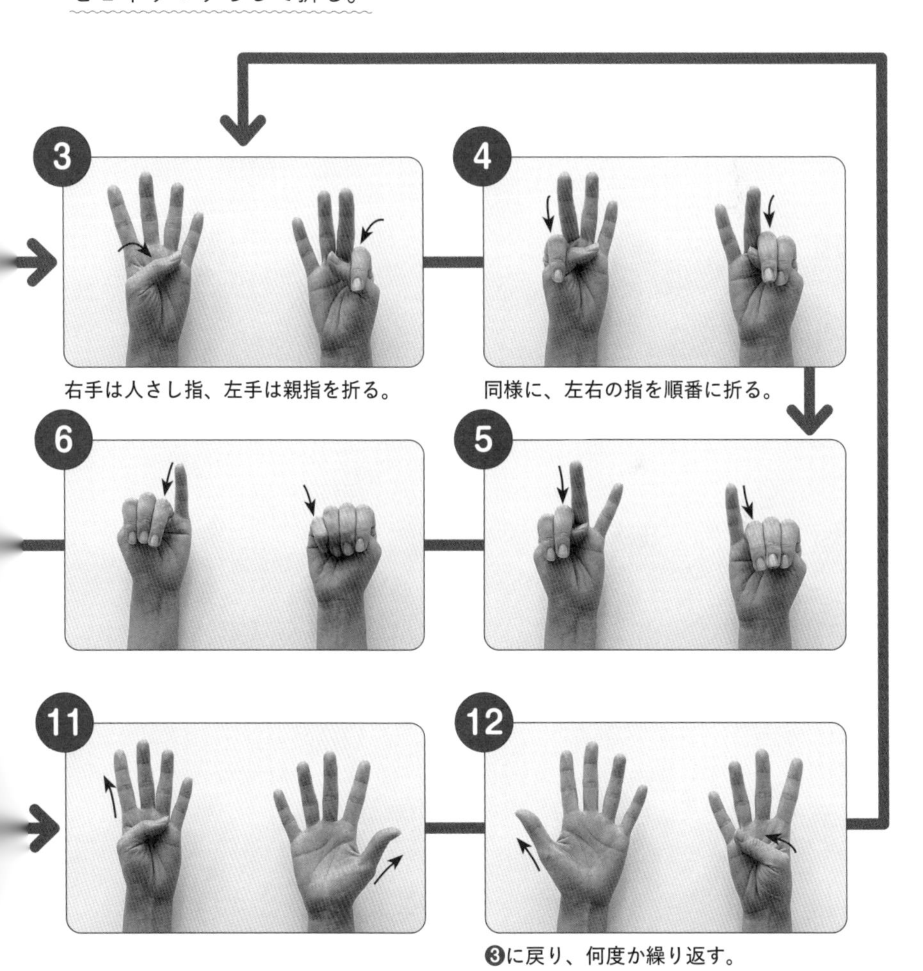

右手は人さし指、左手は親指を折る。

同様に、左右の指を順番に折る。

❸に戻り、何度か繰り返す。

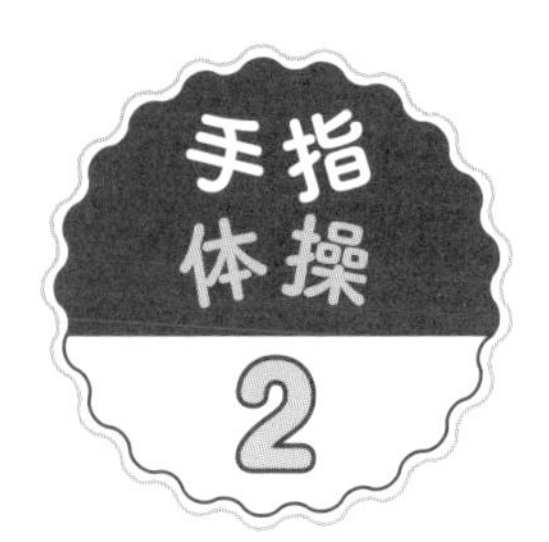

指を折る

（一方は指を折る・一方は指を立てる）

一方の手は指を折り、もう一方の手は指を立てていきます。
左右で逆の動きをすることで、脳への刺激が生まれます。

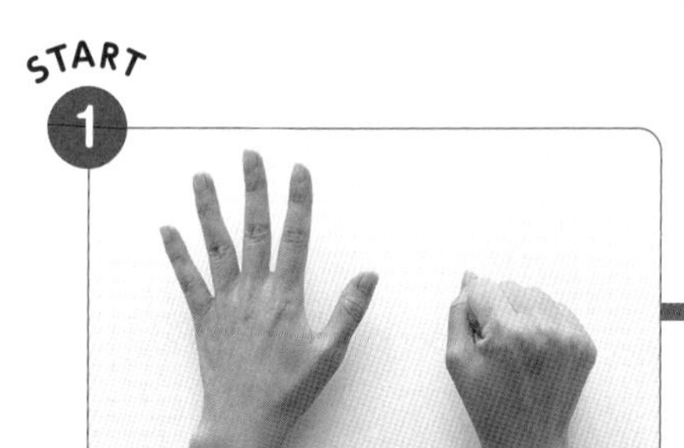

右手は握り、左手は開く。

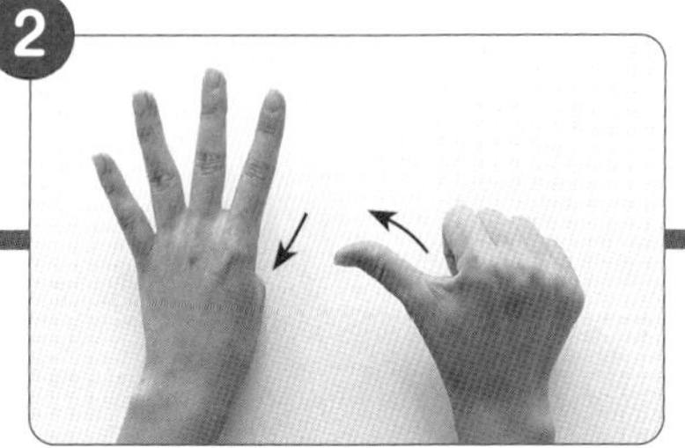

右手は親指を立て、左手は親指を折る。

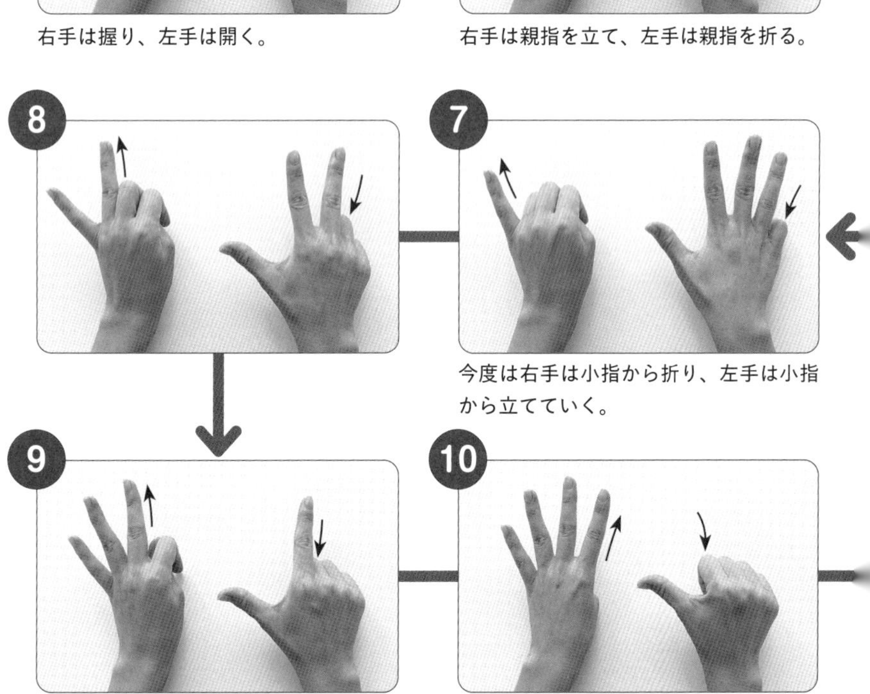

今度は右手は小指から折り、左手は小指から立てていく。

基本の動き

左手を開き、右手を握ってスタート。開いた手は親指から折っていき、握った手は親指から立てていく。ひと通りできたら、スタートの手を左右で逆にして行う。

- すきま時間に
- 1セット＝3回を1日3セット

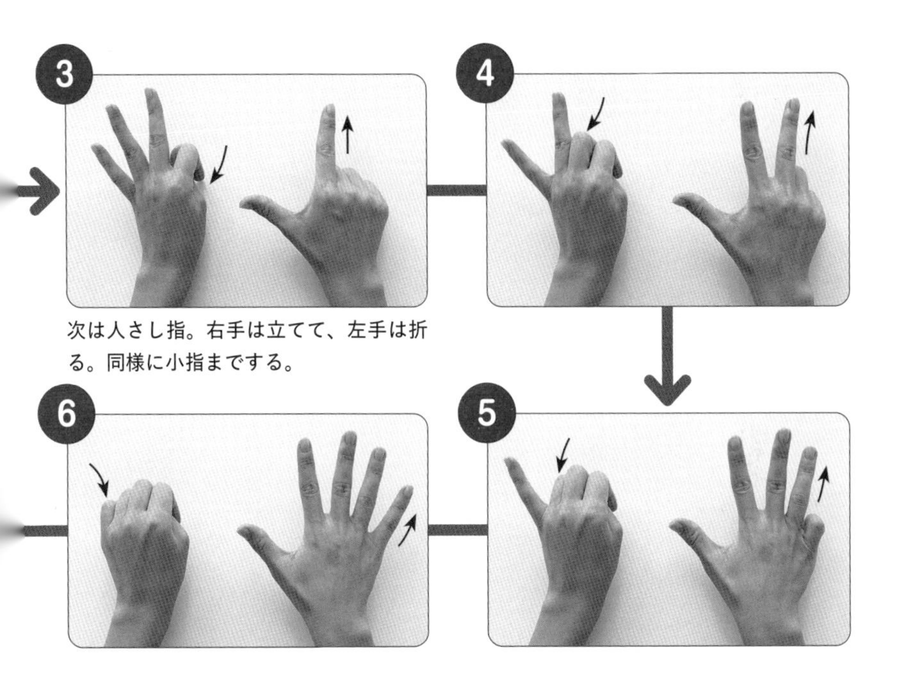

次は人さし指。右手は立てて、左手は折る。同様に小指までする。

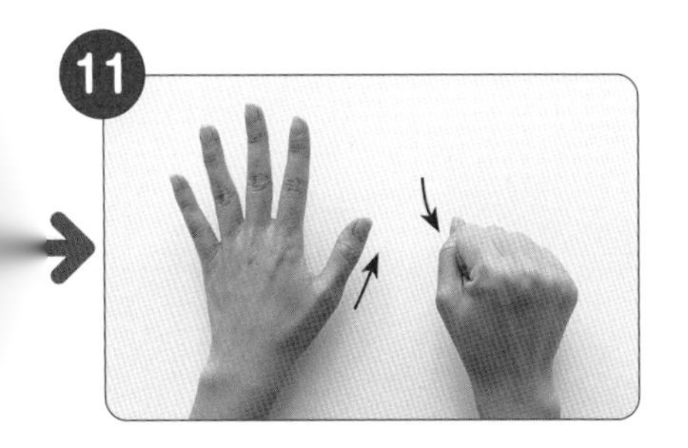

POINT
スムーズにできることより、ゆっくりでも正確に行おうとすることが、脳への刺激を高めます。

指を回す

左右の同じ指同士を回します。指同士がぶつからないよう意識して回しましょう。

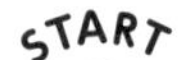

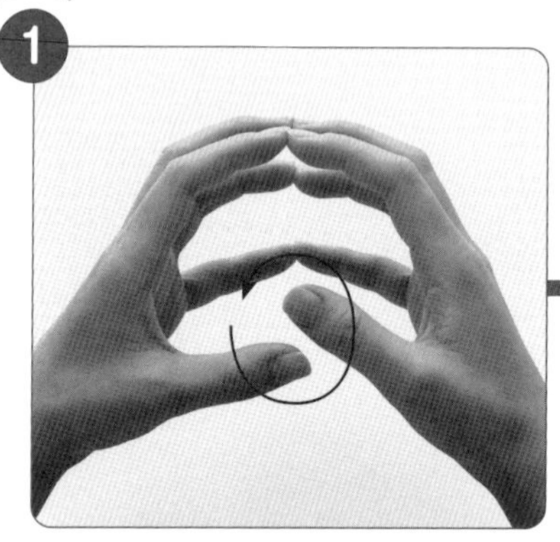

親指だけ離して５周回す。

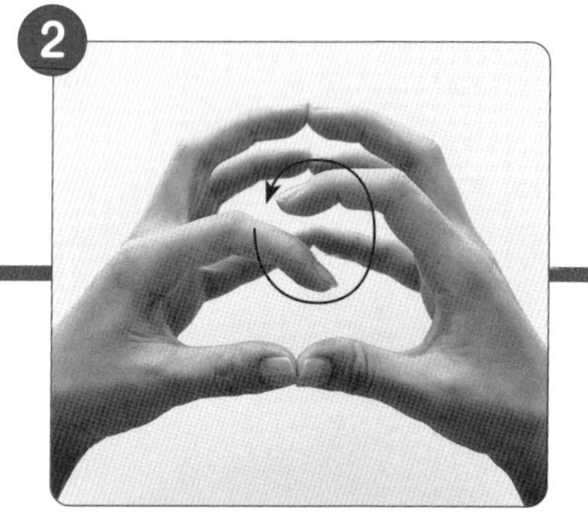

人さし指も同様に回す。

小指までいったら、薬指、中指……と戻る。
❺→❹→❸→❷→❶
慣れてきたら、逆回転を行う。

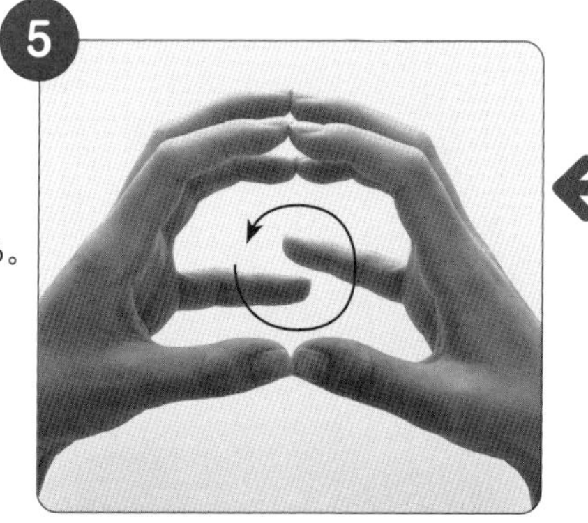

小指も同様に回す。

基本の動き

左右の同じ指同士、指先をつける。親指から順番に指先を離して回す。５周程度回したら、親指の指先はつけて、今度は人さし指の指先を離して回す。中指、薬指、小指も同様に。

- すきま時間に
- １セット＝３回を１日３セット

3

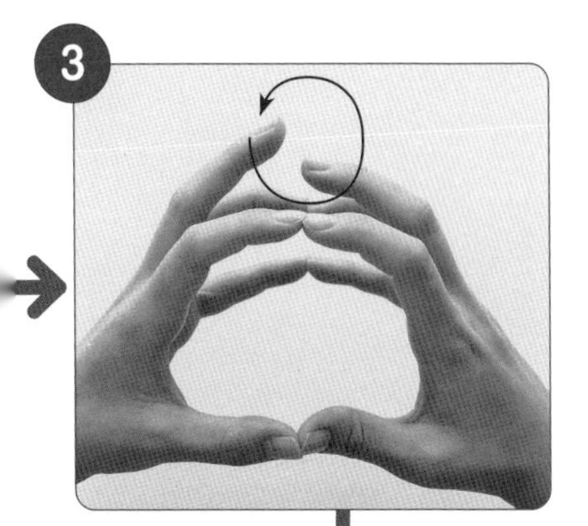

中指も同様に回す。

4

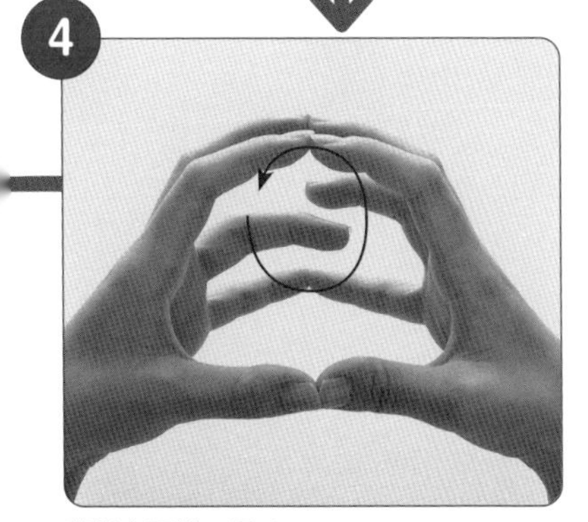

薬指も同様に回す。

POINT

- 指同士がぶつからず、スムーズに回すことを意識して行いましょう。
- 回していない指の指先が離れないようにしましょう。

ひとりでジャンケン

左右の手でジャンケン。最初は必ず左手が勝つようにします。
慣れたらスピードを上げて、脳をしっかり使いましょう。

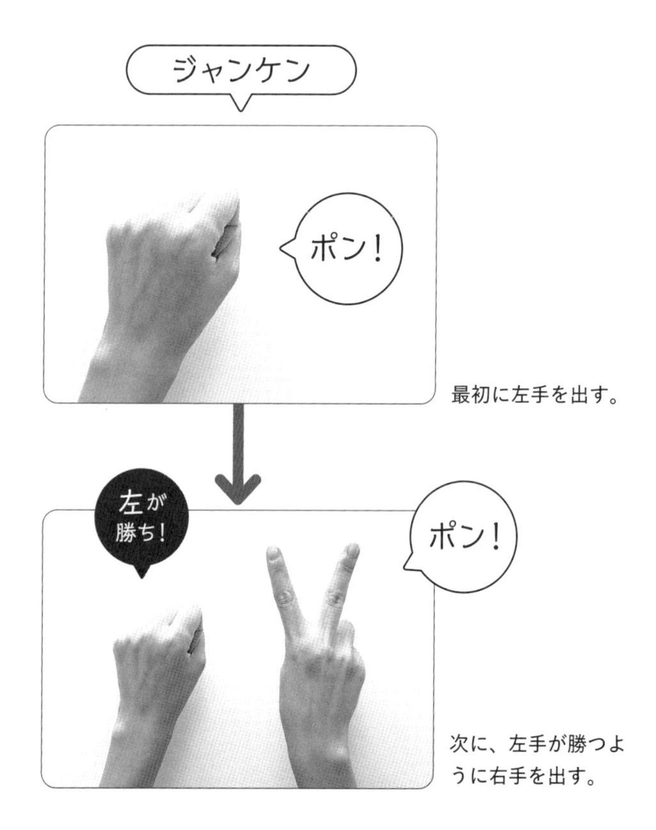

最初に左手を出す。

次に、左手が勝つように右手を出す。

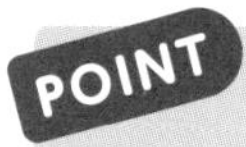

スピードにかかわらず、「グー」はしっかり手を握る、「チョキ」は２本の指を伸ばす、「パー」は手をきちんと開くことを意識して行いましょう。

基本の動き

「ジャンケンポン・ポン」と言いながら、最初の「ポン」で左手を出し、2回目の「ポン」で右手を出す。このとき、必ず左手が勝つようにする。ひと通り行ったら、次は、必ず右手が勝つようにする。

- すきま時間に
- 1セット＝左右それぞれ3ジャンケンを1日3セット

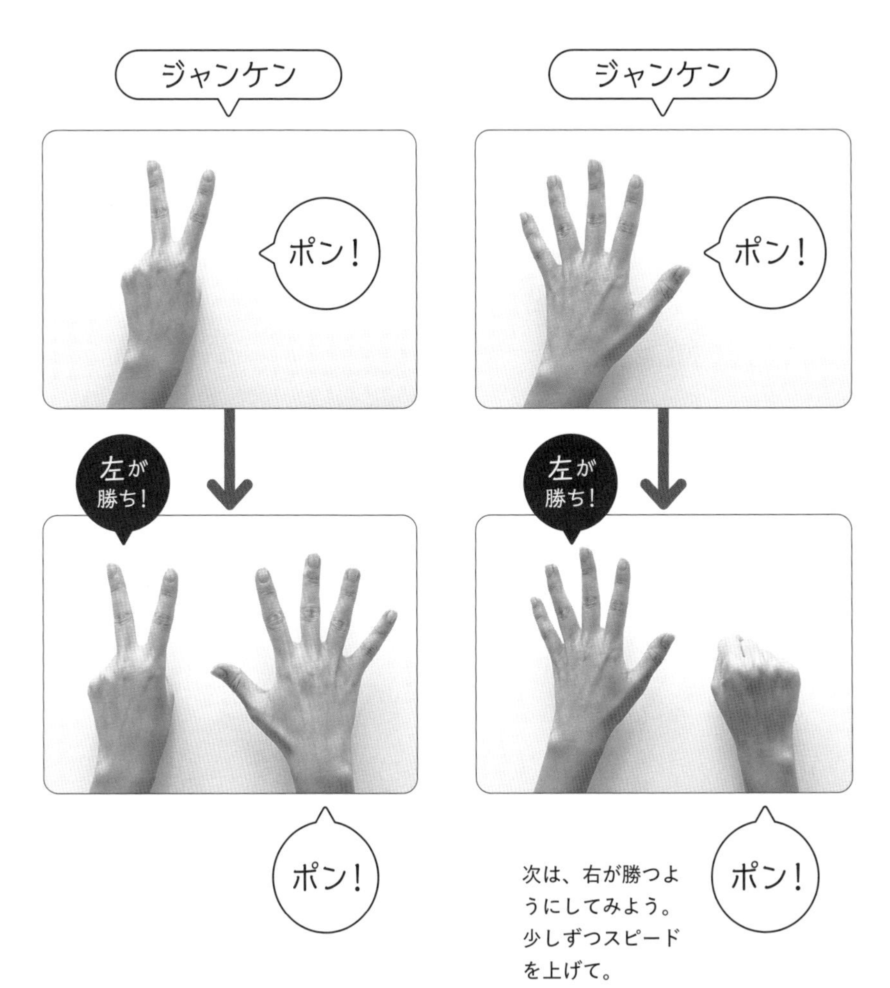

次は、右が勝つようにしてみよう。少しずつスピードを上げて。

親指と小指を動かす

親指と小指を交互に動かします。親指同士、小指同士が同じ動きをしようとするのを抑えるのが難しく、脳を活発に使います。

START
1

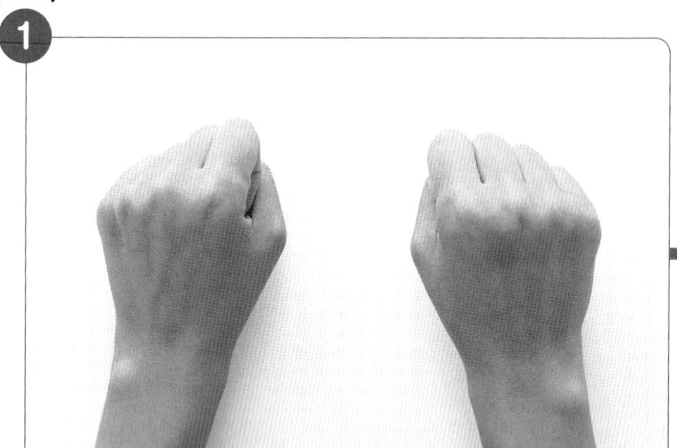

両手を「グー」の形にする。

POINT

意外に難易度が高い動きです。最初は、うまくできないかもしれません。一方の手の親指ともう一方の手の小指が同時に出せるよう、ゆっくり練習してみましょう。

基本の動き

両手を握って体の正面に出し、「いち、に、いち、に……」のかけ声に合わせて１拍ごと、写真のように手を動かす。慣れたら、童謡の「うさぎとかめ」などの歌をうたいながら、リズムに合わせて指を動かす。

- すきま時間に
- １回＝20秒を１日３回

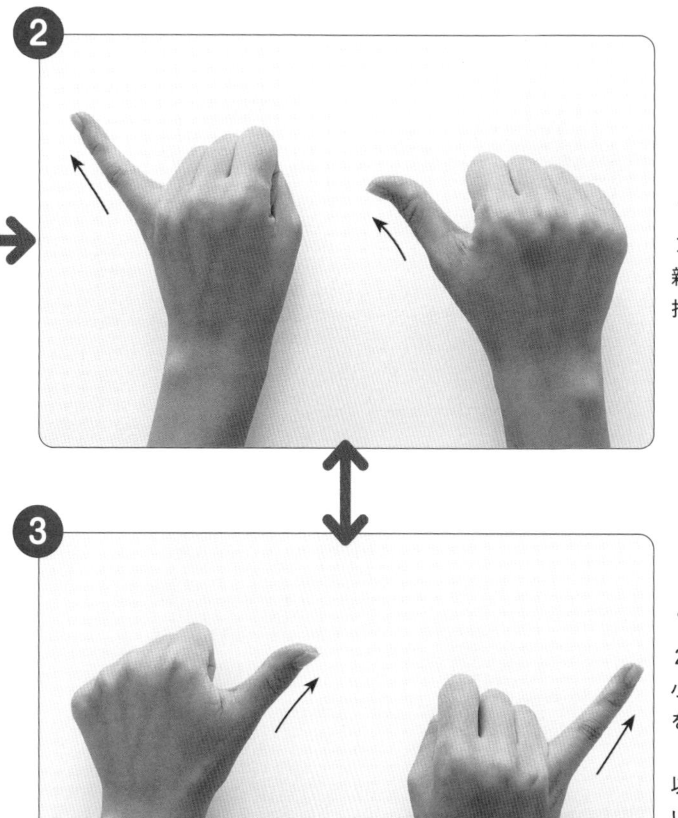

♪ いち

１拍目で、右手の親指と、左手の小指を出す。

♪ に

２拍目で、右手の小指と左手の親指を出す。

以後、「いち、に、いち、に……」と続ける。

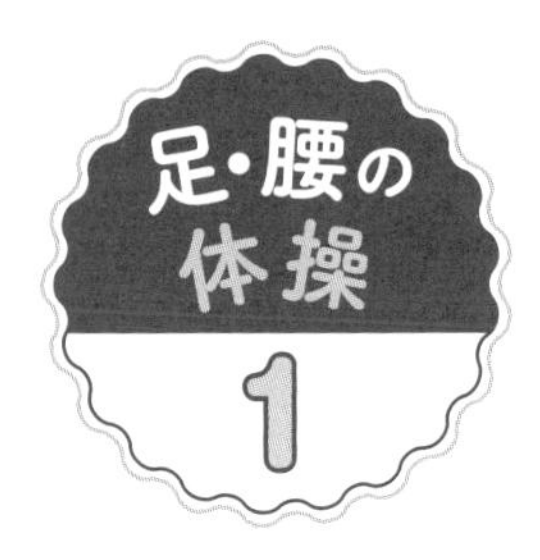

足上げ運動

ももの筋肉を鍛える体操です。ももの筋肉はひざを守り、転ぶのを防ぎます。きつめの体操ですが、毎日少しでも行ってみましょう。

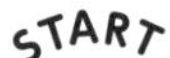

1

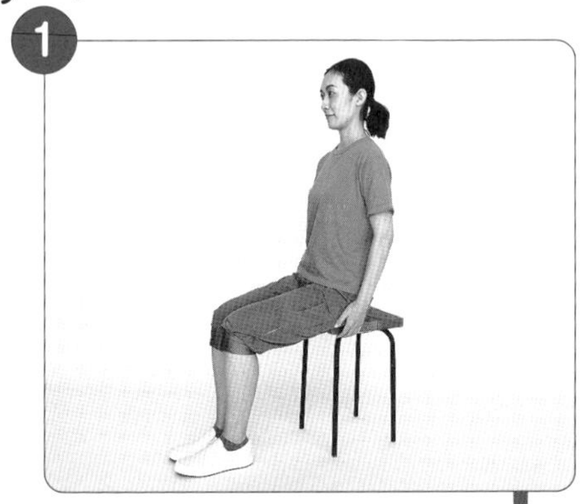

ひざが直角になるように座る。

2

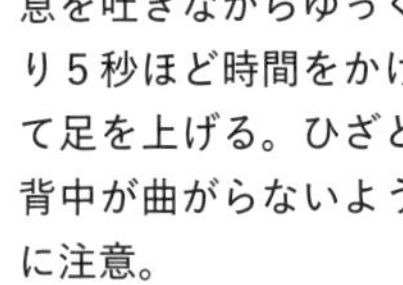

息を吐きながらゆっくり５秒ほど時間をかけて足を上げる。ひざと背中が曲がらないように注意。

基本の動き

椅子に浅く座り、手は椅子のへりを持つ。座ったままで、片足を椅子と同じ高さまで上げてから、足首を立てる。そのまま5秒止めてから、ゆっくり足を戻す。

- ☑朝食前に
- ☑左右それぞれ5回以上を目標に（少し疲れる程度）

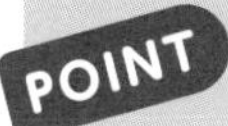

- 足首を立てることで、ももの筋肉をしっかり使うことができます。少しだけでも足首を立ててみましょう。
- 動きを止めるときも呼吸は止めないようにしましょう。

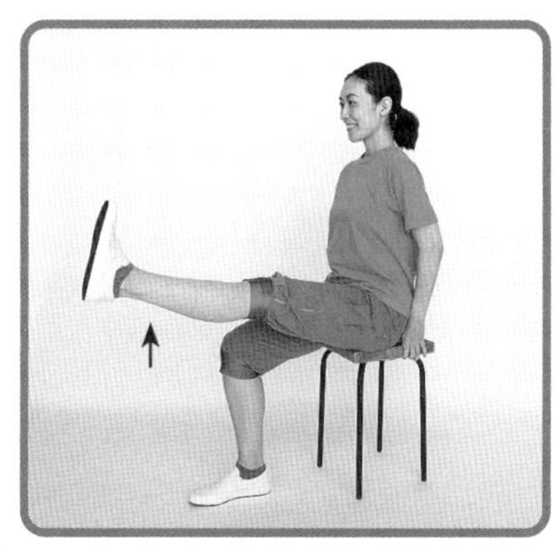

可能なら、5秒かぞえるときに、ももをさらに上げてみよう。

3

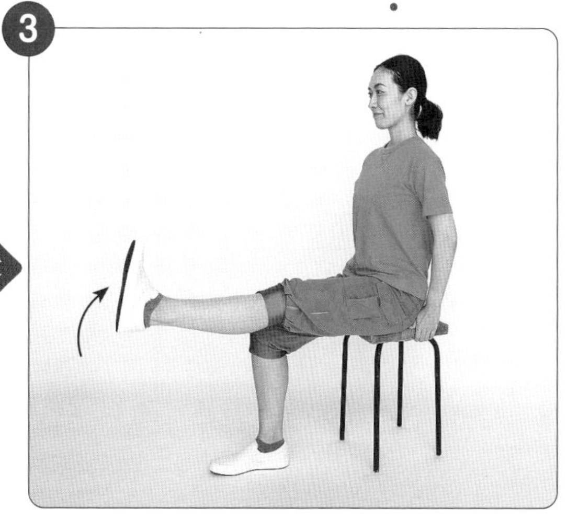

足首を立て、かかとを向こう側に押し出すイメージ。5秒止めて、ゆっくり下ろす。

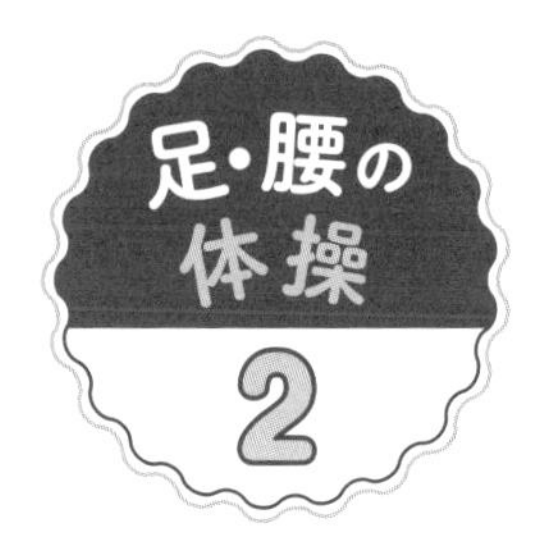

椅子で スクワット

椅子を使って、無理なく立つ・座る動作を行います。
ひざ、もも、腰の筋力を強くする体操です。

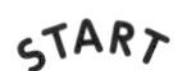

1

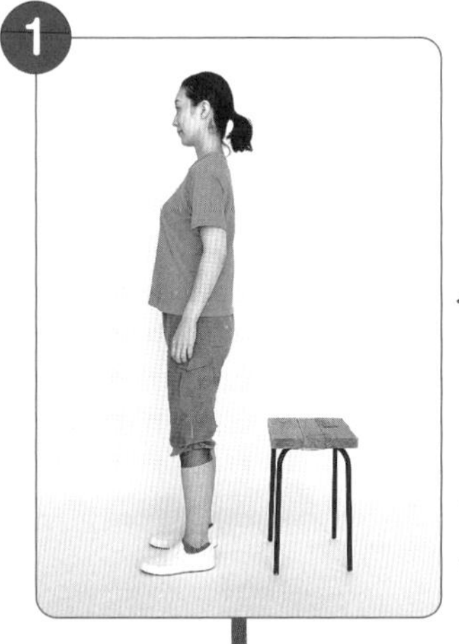

可能なら、椅子を壁などにつけておくと安心。

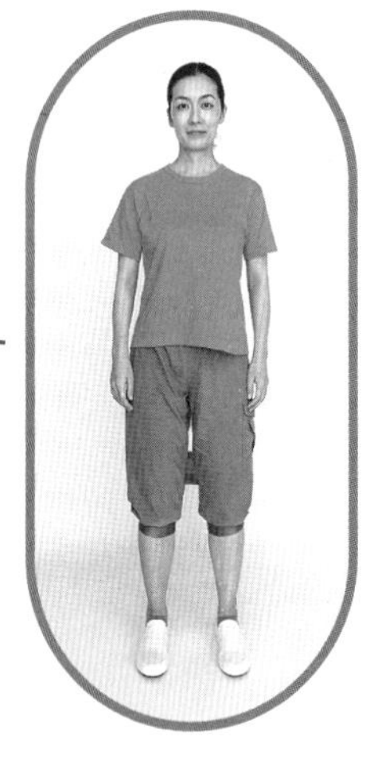

足は肩幅に開き、つま先は平行にして立つ。

2

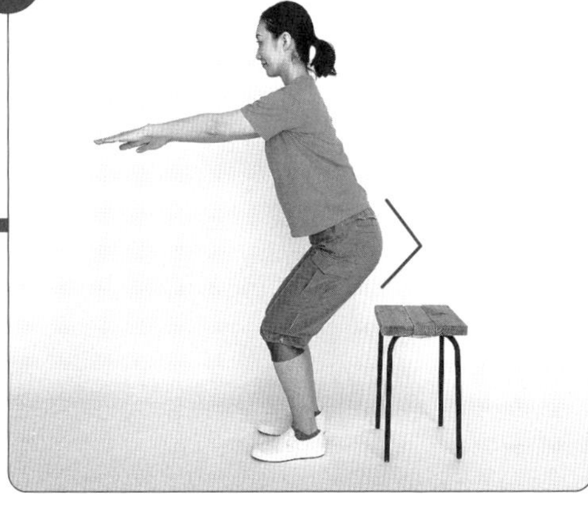

腰が「く」の字になるのを意識して、おしりをゆっくり下ろす。

基本の動き

椅子を背に、肩幅に足を広げて立つ。手を前に伸ばし、体を少し前に倒しながらおしりをゆっくり下ろしていく。椅子に触れたところで止めて、立ち上がる。

- 朝食前がおすすめ
- 10往復を目標に
  （少し疲れる程度）

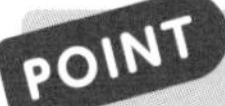

- ゆっくり行ったほうが効果的です。
- キャスターつきなど、**動きやすい椅子は使わない**でください。

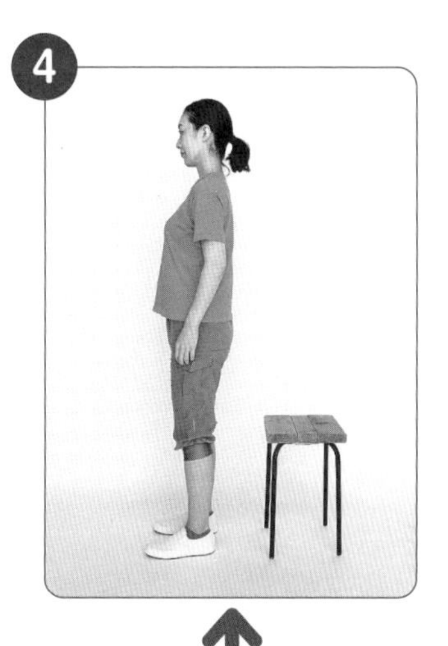

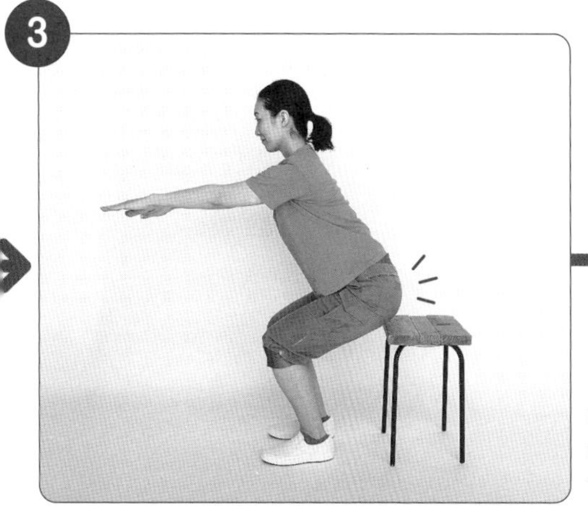

おしりが椅子に触れたところで止めて、立ち上がる。

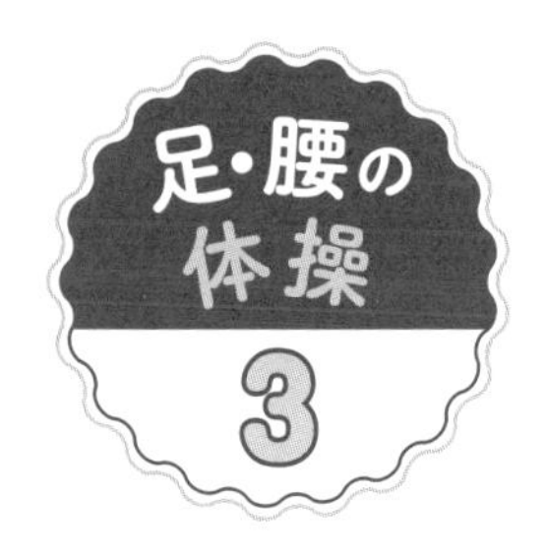

ステップ運動

上ったり下りたりする体操は、おもにももとふくらはぎ、腰の筋肉を使います。毎日少しずつ行い、足腰を鍛えましょう。

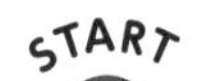

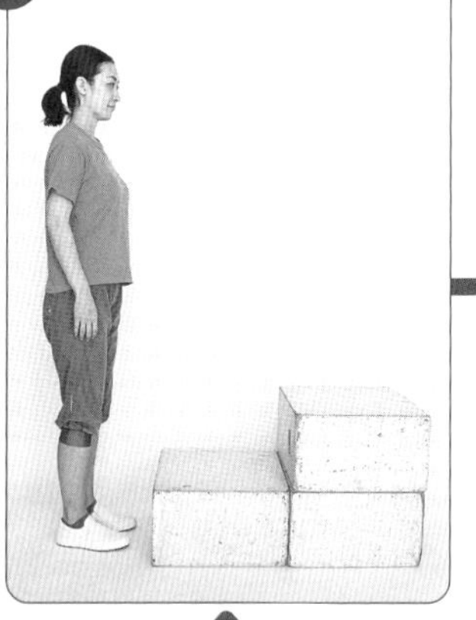

不安定な人は、一方の手を壁などにつけて行うとよい。

POINT

- 階段を上り下りするとき、必要に応じて**手すりを使う**など、**転倒しないよう十分注意**をしてください。
- 慣れてきたら少しずつ段数を増やしていくとよいでしょう。

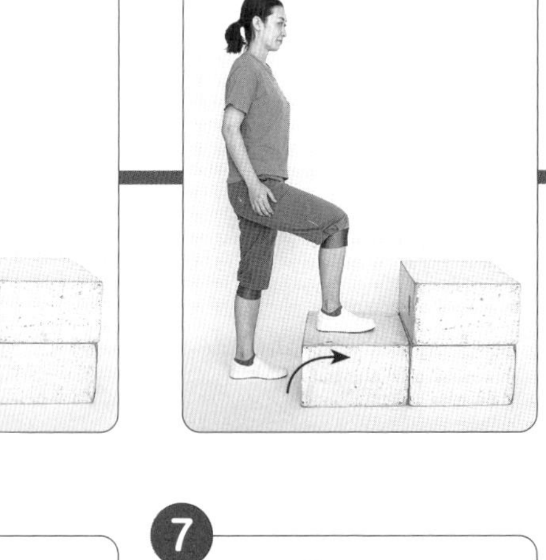

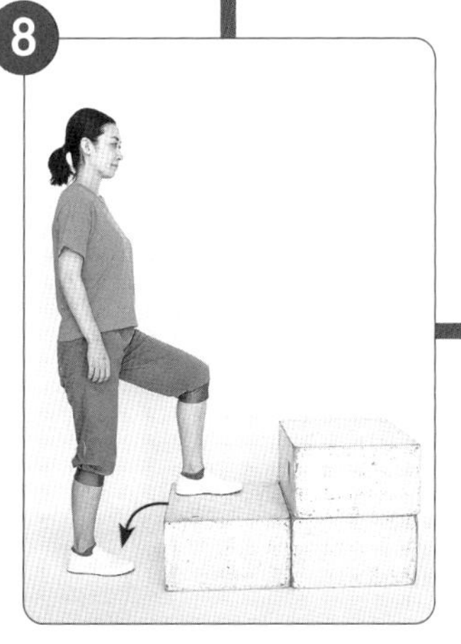

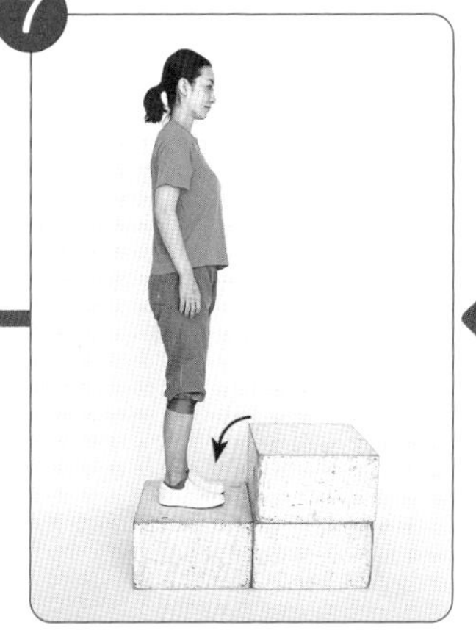

基本の動き

階段を１段上がって足を揃え、また１段上がって足を揃える。２段上がったら、１段下りて足を揃え、また１段下りて足を揃える。このとき、先に出す足を同じにすること。先に出す足を変えて同様に行う。

- ✓朝食前がおすすめ
- ✓５往復を目標に

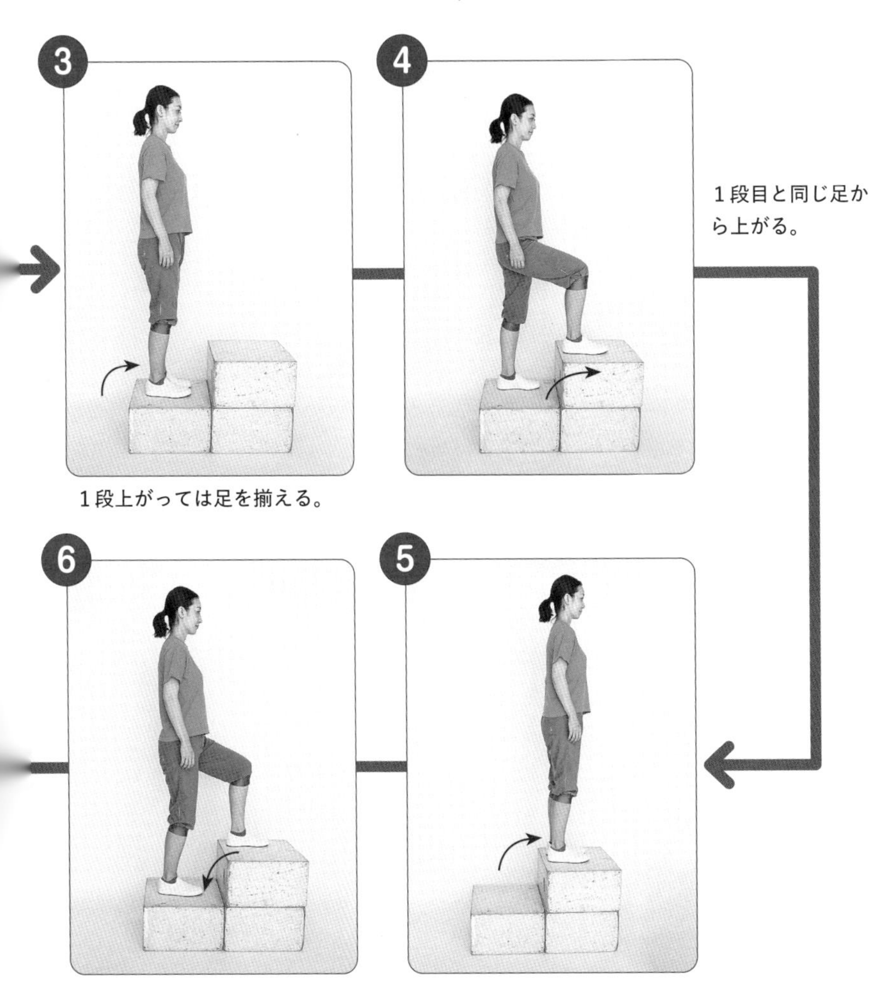

１段目と同じ足から上がる。

１段上がっては足を揃える。

右足から上がったら、下りるときも右足から。

顔のストレッチ

口を大きく動かし、顔全体をほぐす体操です。顔の部分をよく使うことで、脳への血流が高まります。

START

1

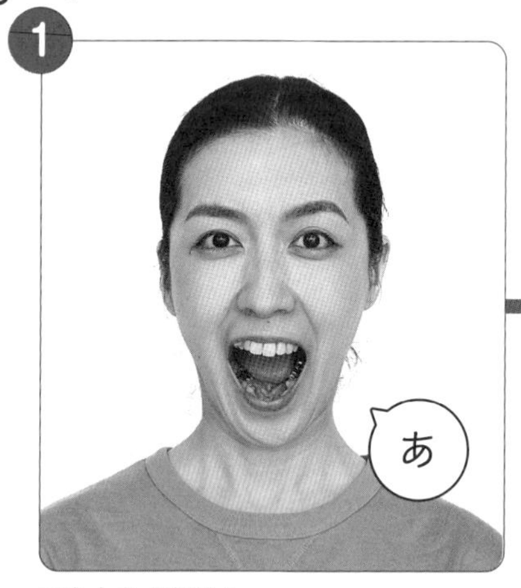

口を大きくあける。

2

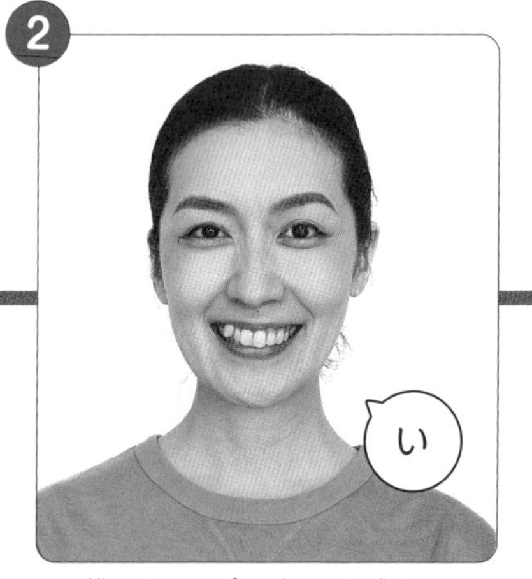

口を横にめいっぱい引っ張る感じで。

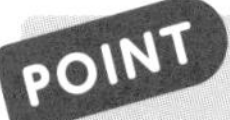

- 鏡を見ながら行ってみましょう。自分では口を大きくあけているつもりでも、案外あいていないこともあります。
- ポーズを変えるごとにしっかり呼吸をしてください。

基本の動き

肩の力を抜いて立ち、または座り、口を「あ」「い」「う」「え」「お」と大きく動かす。1ポーズ5秒くらい続ける。声は出しても出さなくてもOK。

✓すきま時間に
✓1セット＝5回を
1日3セット

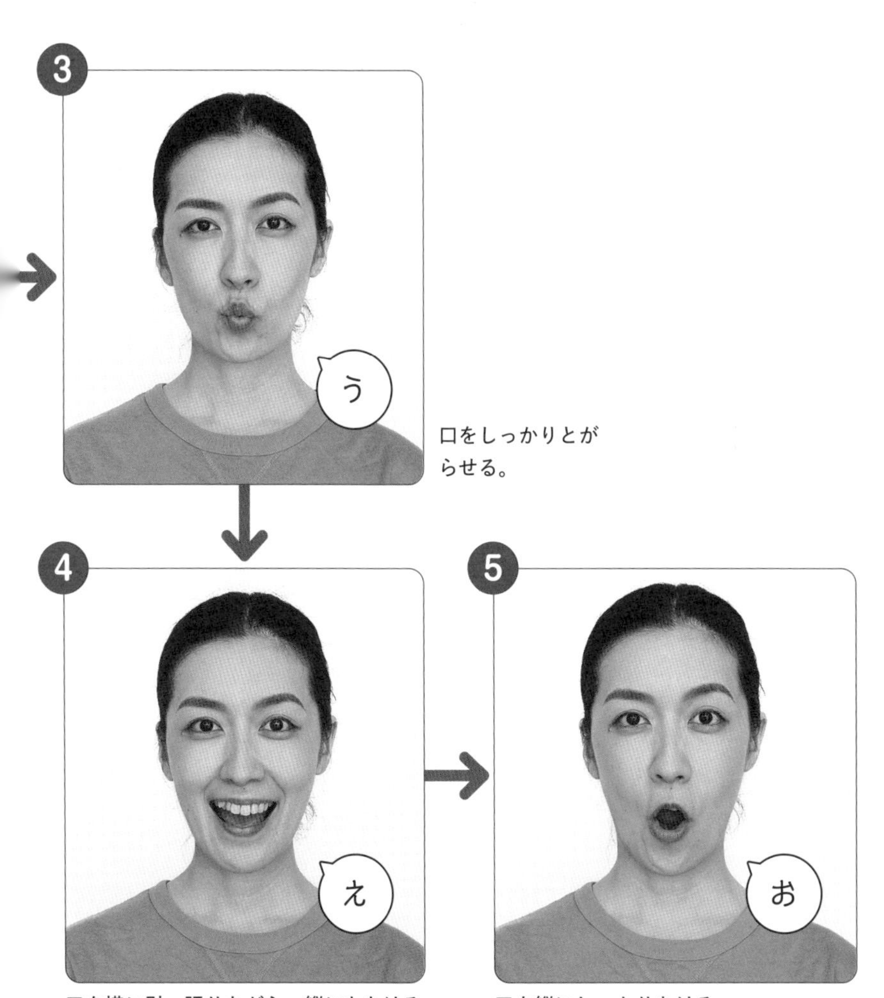

口をしっかりとがらせる。

口を横に引っ張りながら、縦にもあける。

口を縦にしっかりあける。

目のストレッチ

目の玉だけを動かす体操です。ちょっとした時間にこまめに行い、
視野が狭くなるのを予防しましょう。

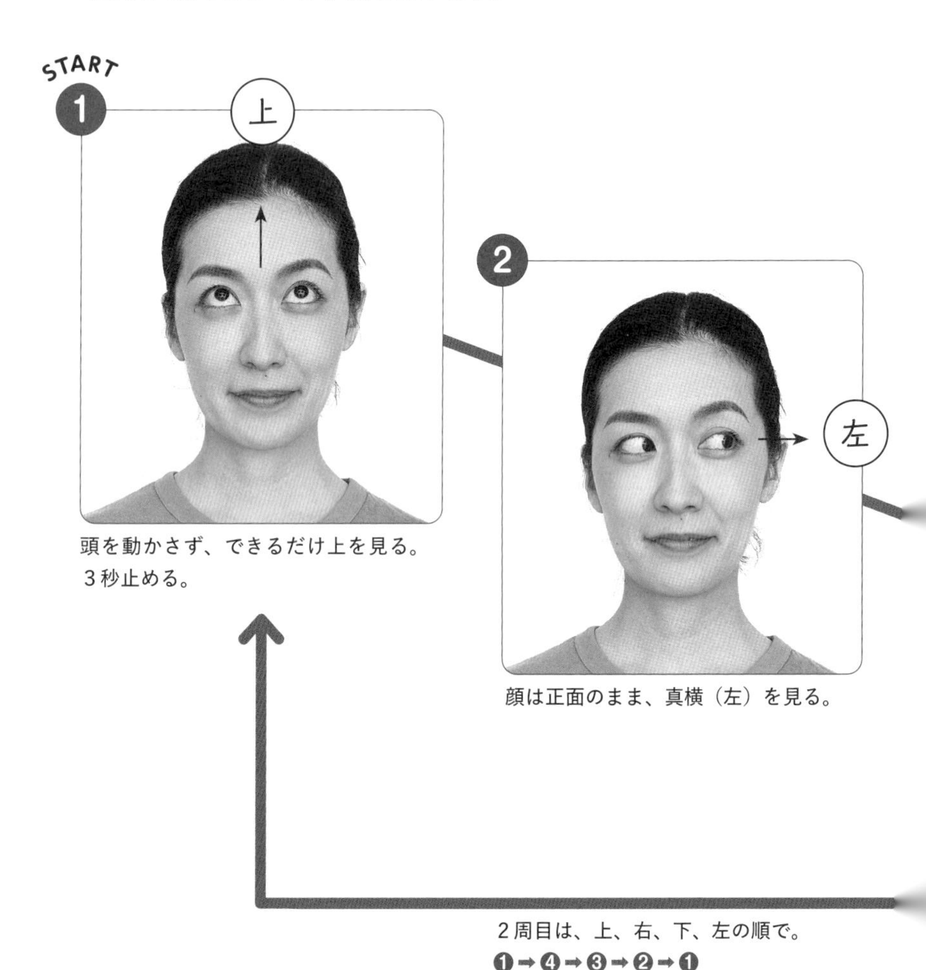

頭を動かさず、できるだけ上を見る。
3秒止める。

顔は正面のまま、真横（左）を見る。

2周目は、上、右、下、左の順で。
❶→❹→❸→❷→❶

基本の動き

椅子などに座り、肩の力を抜いて行う。目をしっかり見開き、首を動かさないで目だけで上を見る。3秒止めてから、左、下、右の順番に同様に行う。次に反対回りで1周行う。最後に両目をつぶり、上から手を当てて、目を休める。

☑すきま時間に
☑1セット＝
左右3周を
1日3セット

POINT
- いつも同じ位置に座って、見る目標物を決めて行うとよいでしょう。
- 「上下左右」「下上右左」など、動かす順番を変えて行ってもOK。
- 呼吸を止めずに行いましょう。

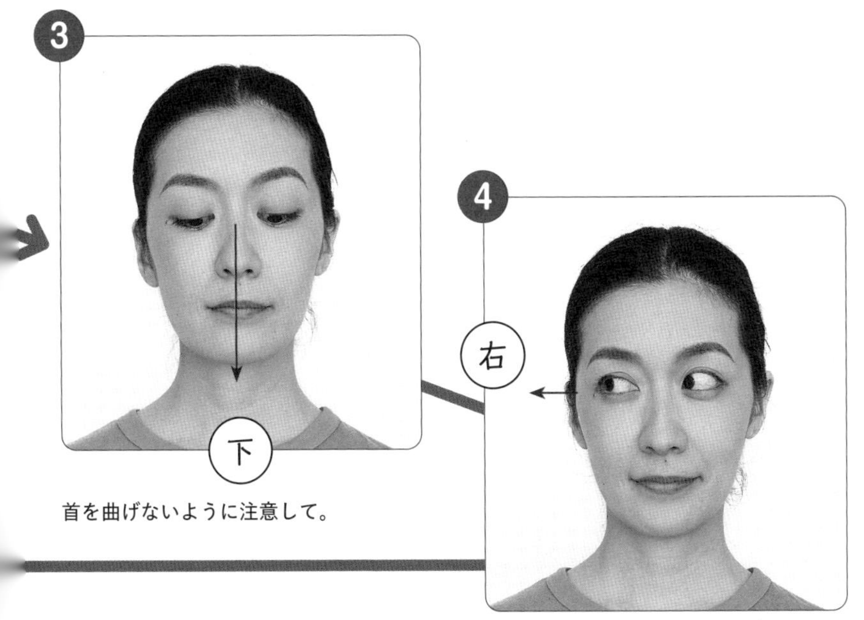

首を曲げないように注意して。

横の人をにらむようなイメージ。

耳のストレッチ

耳をいろいろな方向に引っ張って伸ばす体操です。耳はつぼが集まっている部位。しっかりほぐして、血流をよくしましょう。

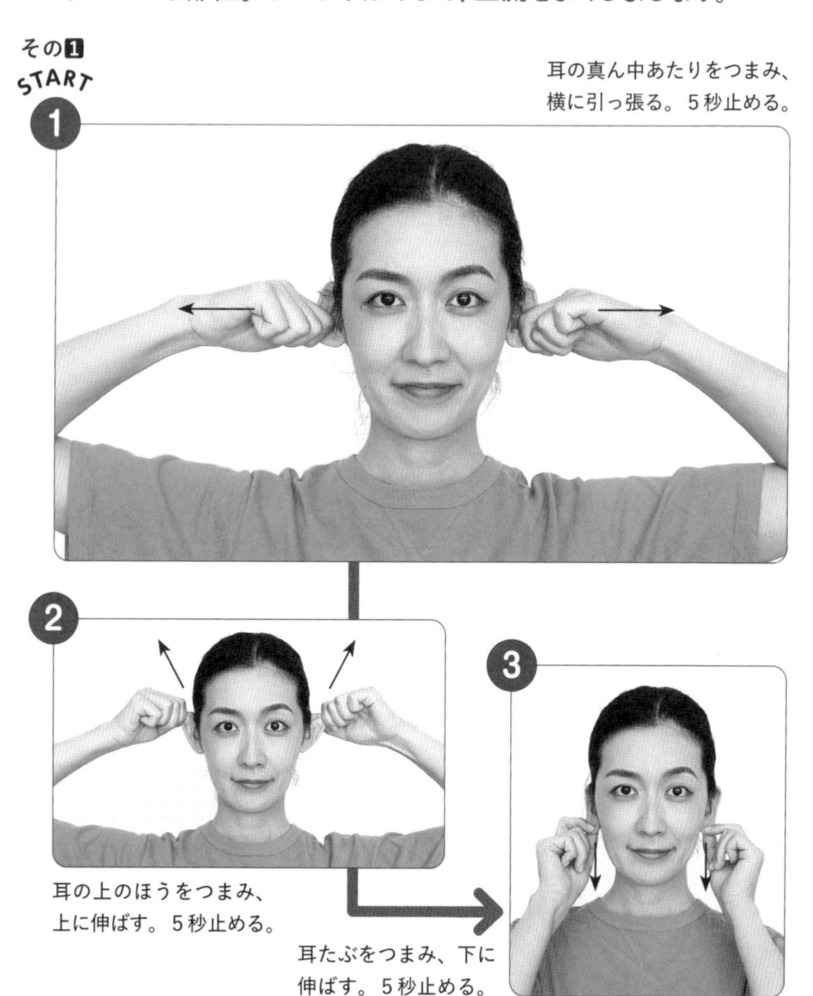

耳の真ん中あたりをつまみ、横に引っ張る。５秒止める。

耳の上のほうをつまみ、上に伸ばす。５秒止める。

耳たぶをつまみ、下に伸ばす。５秒止める。

基本の動き

その❶ 肩の力を抜いて立ち、または座り、左右それぞれの手で耳をつまむ。耳を横、上、下へそれぞれ５秒程度しっかり伸ばす。

その❷ 耳を横に引っ張ってから、全体をぐるりと３回回す。反対方向にも３回回す。

✓すきま時間に

✓それぞれ
１セット＝３回を
１日３セット

その❷

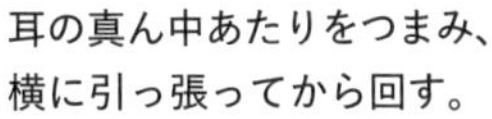

耳の真ん中あたりをつまみ、
横に引っ張ってから回す。

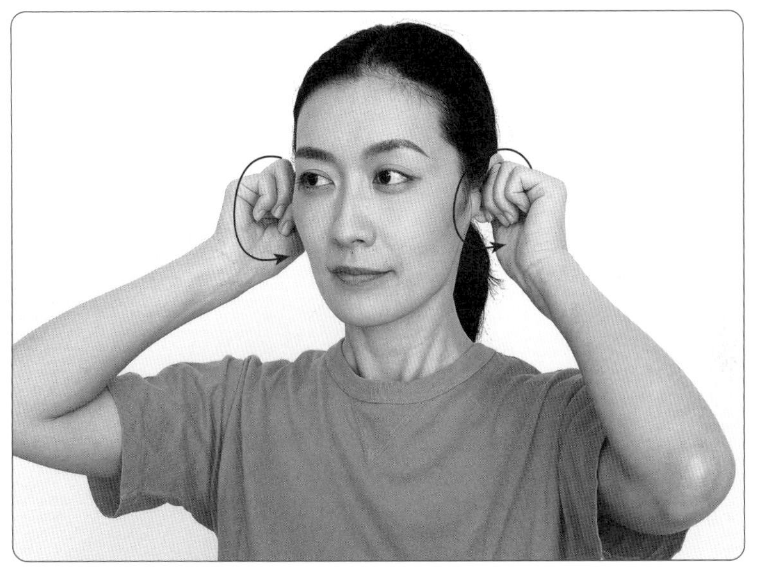

POINT

- 耳をつまんだり、引っ張ったりしたときに痛いと感じる場合は、ゆっくりほぐすように行いましょう。
- 呼吸を止めずに行いましょう。

インターバル速歩

筋力をつけながら効率よく脂肪を燃焼させ、カロリーを消費する歩き方です。脳の血流もよくなります。
１週間のうち5日以上の実践を目標にしましょう。

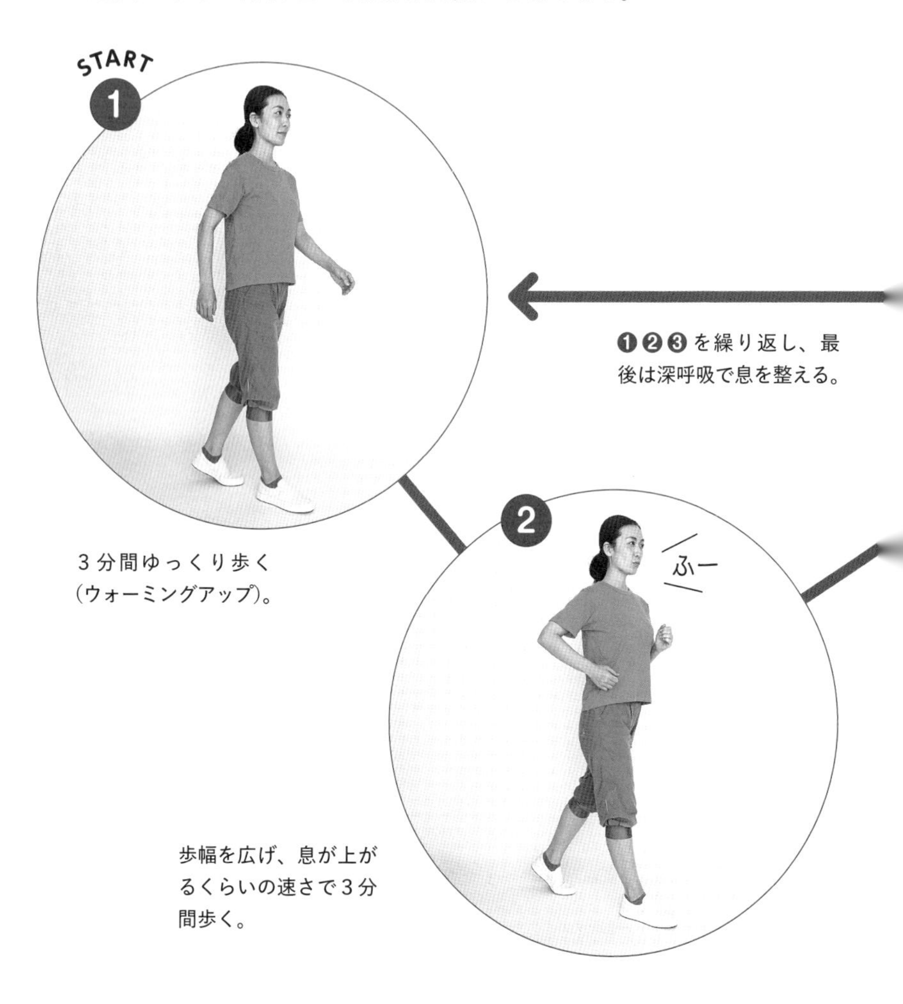

❶❷❸を繰り返し、最後は深呼吸で息を整える。

3分間ゆっくり歩く（ウォーミングアップ）。

歩幅を広げ、息が上がるくらいの速さで3分間歩く。

基本の動き

「ゆっくり歩く」を3分、息が上がるくらい「速く歩く」を3分、これを交互に行う。いつもの散歩コースに、インターバル速歩を取り入れて。

- 朝食前がおすすめ
- 速足の合計が15分を目標に（朝と夕など、分けてもよい）

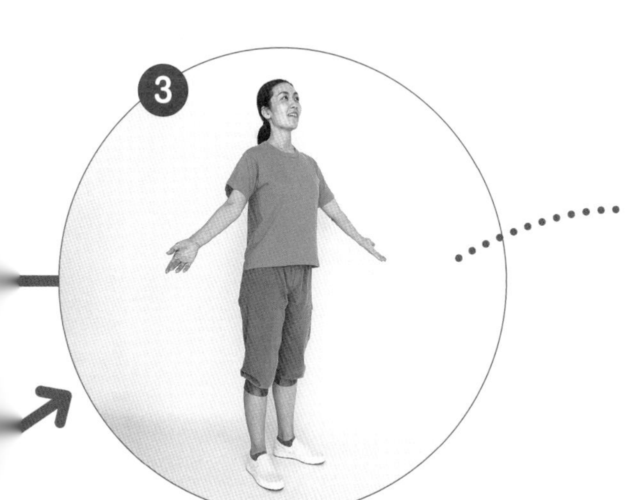

止まって、呼吸を整える。

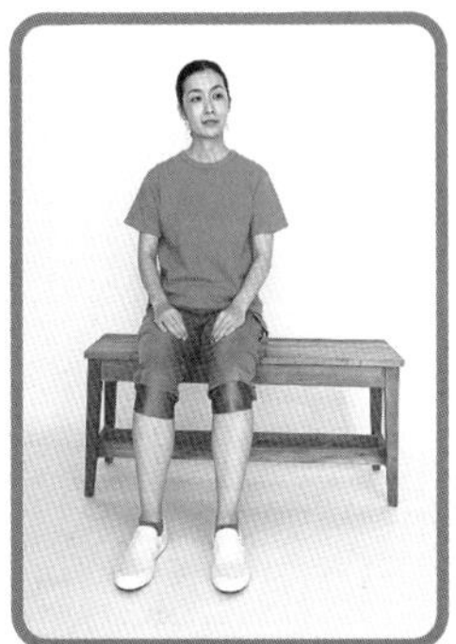

座って休んでもよい。

POINT 速く歩いたあとは、一度呼吸を整えてからまた3分ゆっくり歩きます。

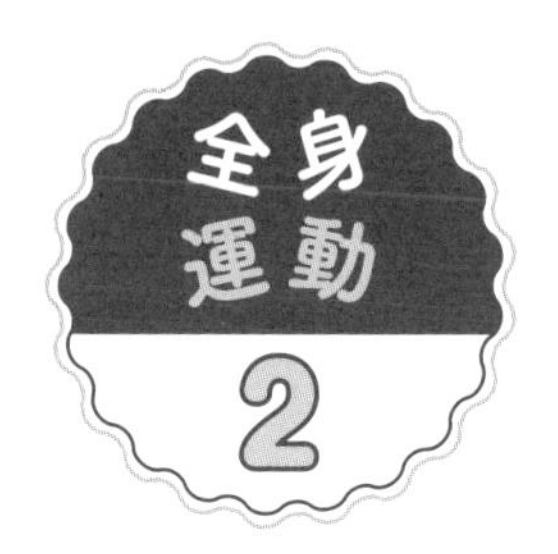

“エキセン”運動

(エキセントリック運動*)

持ち上げるときより下ろすとき、立つときより座るときに着目した運動です。基礎代謝量がアップし、細胞の若返りを促進します。

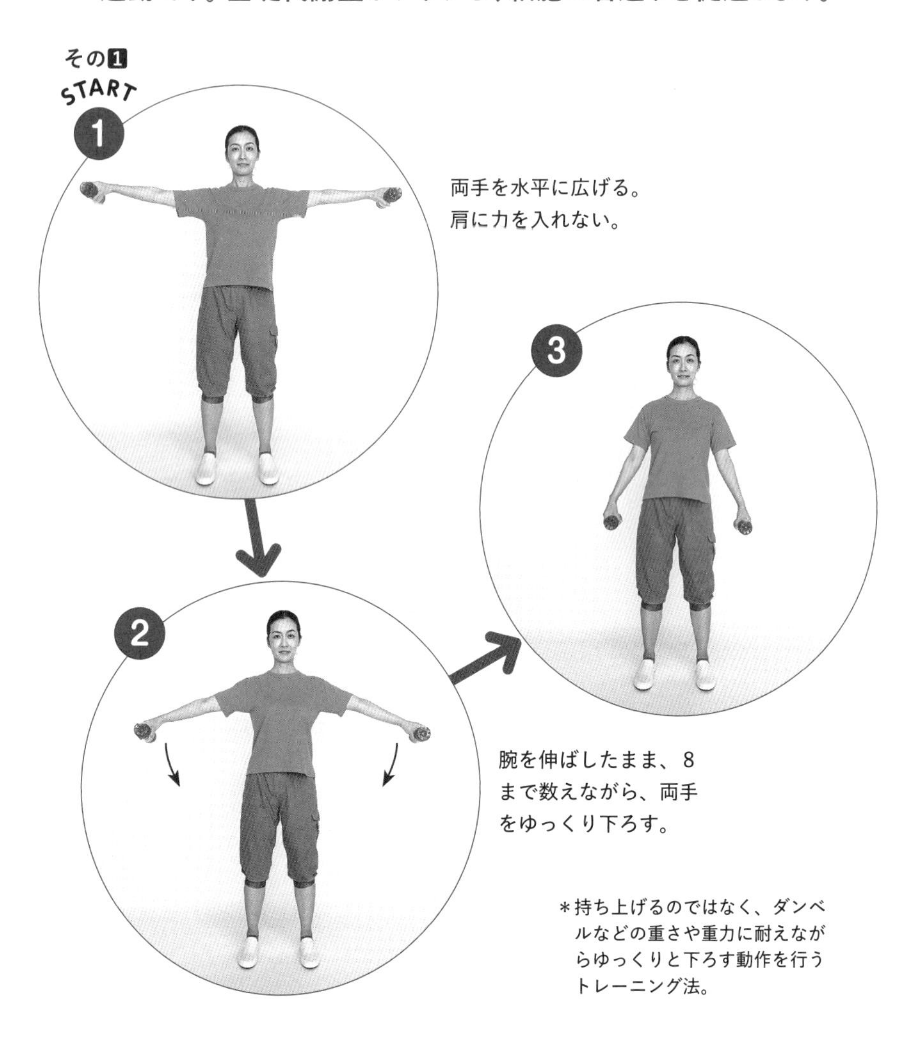

両手を水平に広げる。
肩に力を入れない。

腕を伸ばしたまま、8まで数えながら、両手をゆっくり下ろす。

* 持ち上げるのではなく、ダンベルなどの重さや重力に耐えながらゆっくりと下ろす動作を行うトレーニング法。

基本の動き

水の入ったペットボトルを持って両手を上げ、ゆっくり手を下ろす。１日にそれぞれ10回ずつ行う。

- 朝食前がおすすめ
- それぞれ10回
（腕が少し疲れる程度）

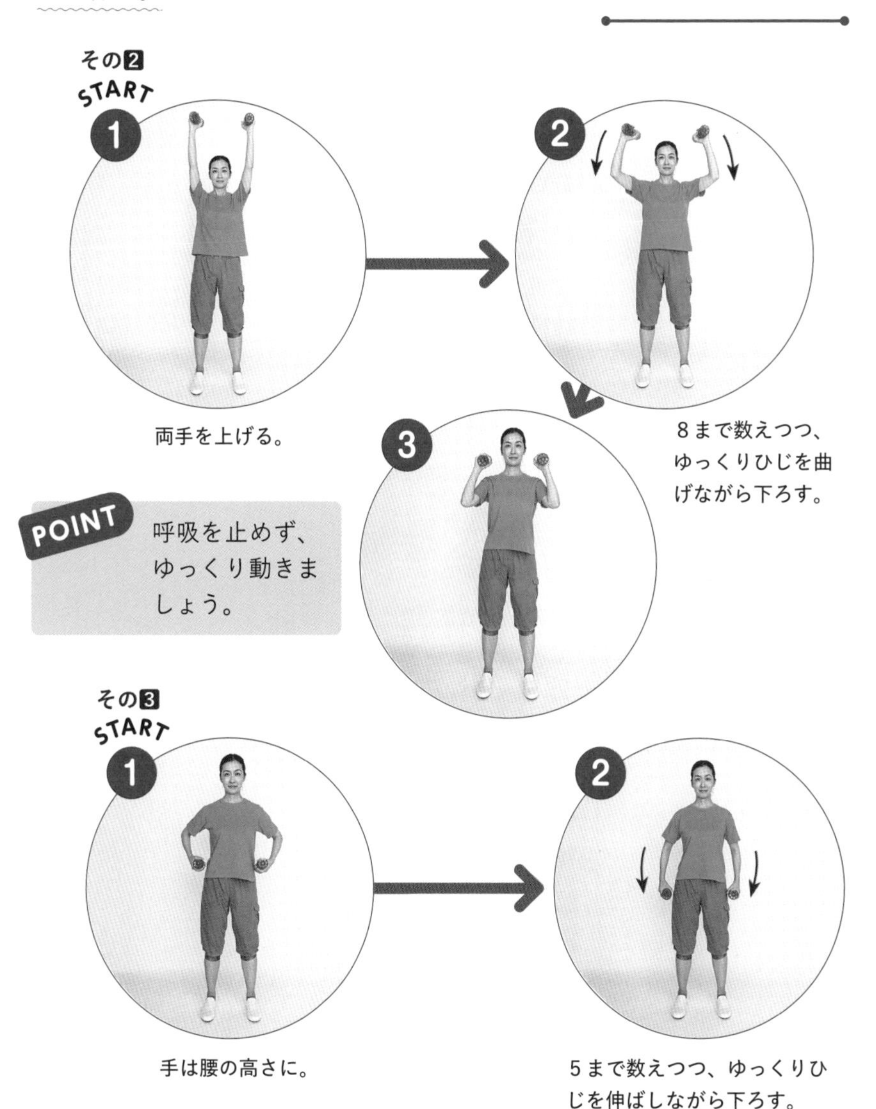

その2

1 両手を上げる。

2 8まで数えつつ、ゆっくりひじを曲げながら下ろす。

3

POINT 呼吸を止めず、ゆっくり動きましょう。

その3

1 手は腰の高さに。

2 5まで数えつつ、ゆっくりひじを伸ばしながら下ろす。

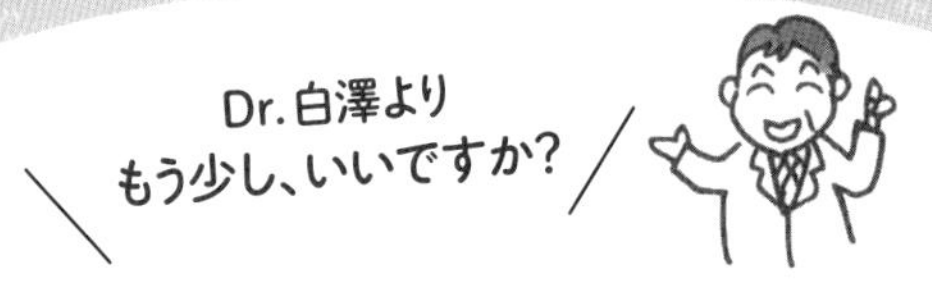

ほかにもまだある！
認知症にならない生活習慣

ここであげるのは、本書で紹介しきれなかった、認知症にならないための生活習慣とトレーニングです。ひとつでも多くできることを見つけて、実践してみてください。

ただし、同じことばかりを繰り返したり、できることばかりをやるのでは、脳に刺激はありません。

- 「できないな」「難しい」と思うことをがんばってする！
- できるようになったら、それはクリア。次の「できないこと」に挑戦する!!

この気持ちが大事です。

- ▶旬の野菜や果物をたっぷり食べる
- ▶牛乳・乳製品を積極的にとる
- ▶穀物は未精製のもの（玄米、全粒粉、オート麦など）を選ぶ
- ▶小型の青魚（サバ、イワシ、サンマなど）を食べる
- ▶ネバネバ食材（オクラ、ワカメ、ナメコなど）を食べる
- ▶カレーを食べる
- ▶自分で料理をする
- ▶ガムを噛む
- ▶腹式呼吸を意識する
- ▶けん玉をする
- ▶声を出して笑う
- ▶音読する
- ▶カラオケをする
- ▶１日15分日光にあたる
- ▶30分以内の昼寝を習慣にする
- ▶難聴を放置しない
- ▶エスカレーターでなく階段を使う
- ▶寝る前の３時間はスマホやパソコンを見ない
- ▶日記をつける
- ▶ぬり絵をする
- ▶ボランティアなど社会活動に参加する
- ▶旅に出る

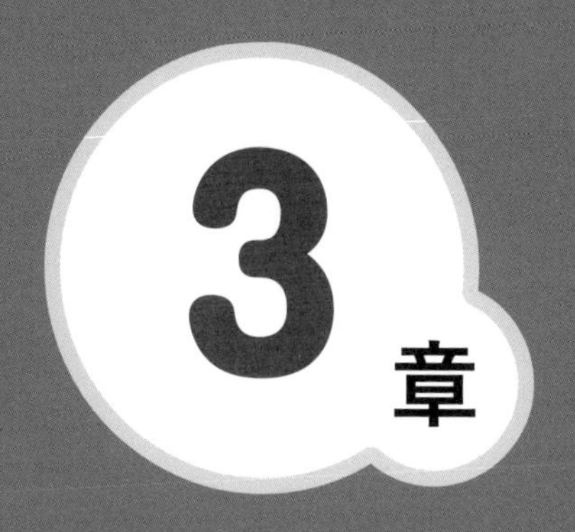

「苦手」なものほど効果あり！
楽しく解いて、脳を活性化

1回5分の脳活ワーク〈パズル編〉

小学校で習った「漢字」と「算数」を使った問題です。
「難しい」と思うほど頭を使い、脳が活性化します。
順番どおりに解かなくてOK。1回5分、集中しましょう。

1 漢字の書き順

書き順どおりに書くと、どんな漢字ができるでしょう。

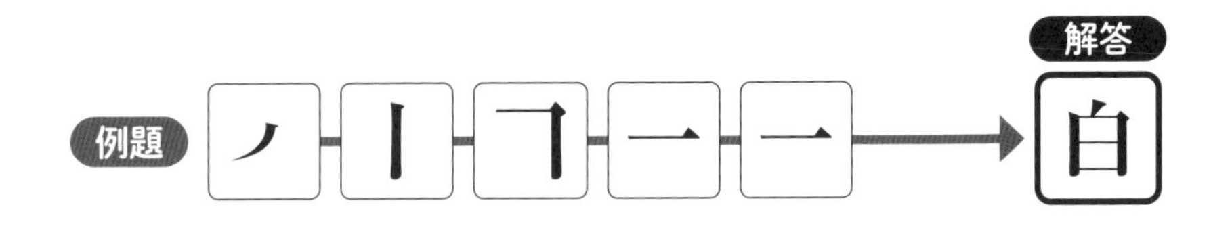

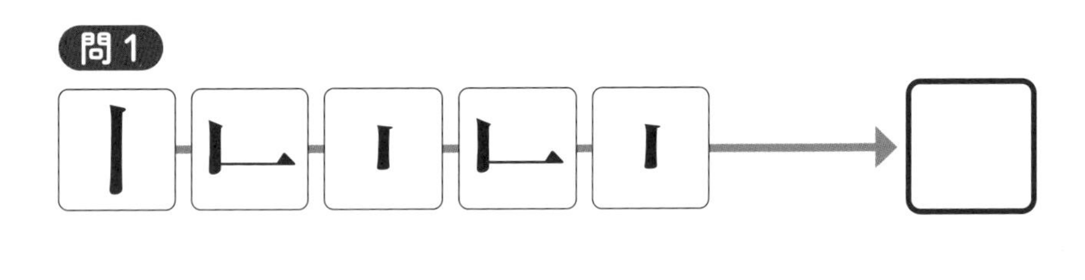

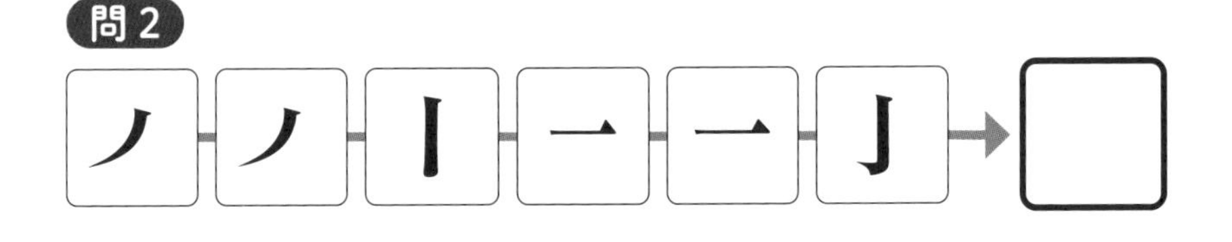

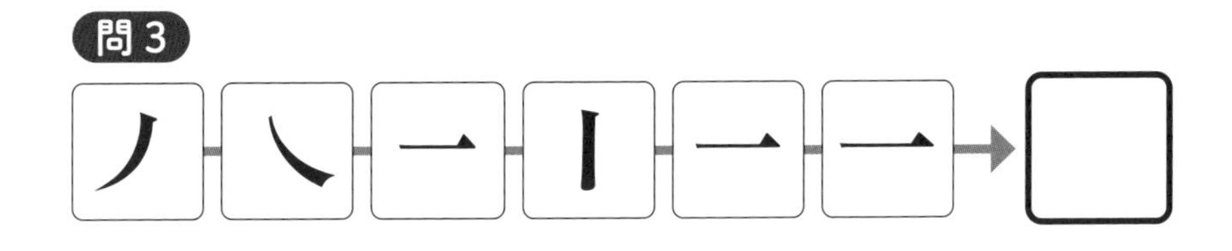

出題のほとんどが小学校低学年で習う単純な漢字ですが、一画ずつのパーツに分けただけで手ごたえのある問題に変身しました。パーツから漢字を組み立てる、構成力、想像力が鍛えられる問題です。

問4

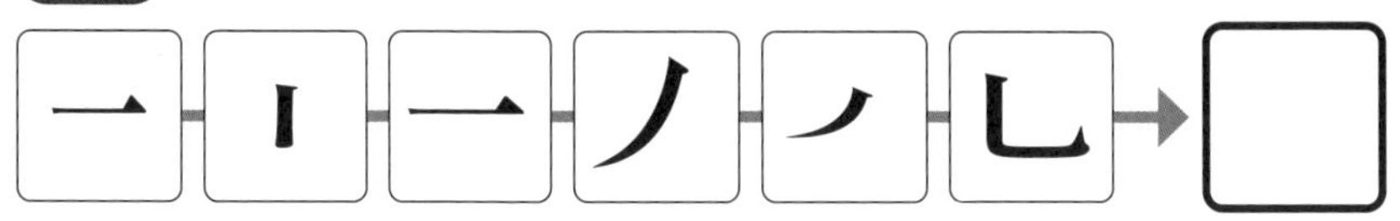

問5

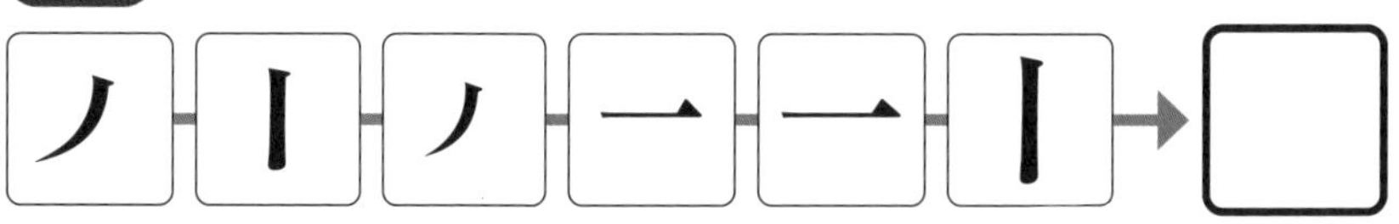

問6 超難問！

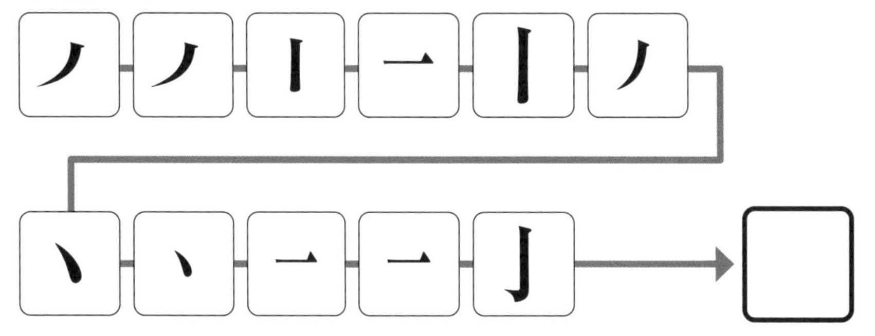

➡答えは136ページ

2 漢字のたし算

左右の□から１字ずつパーツを選び、
組み合わせて漢字を作りましょう。
パーツは全部使い、かつ１回ずつしか使えません。

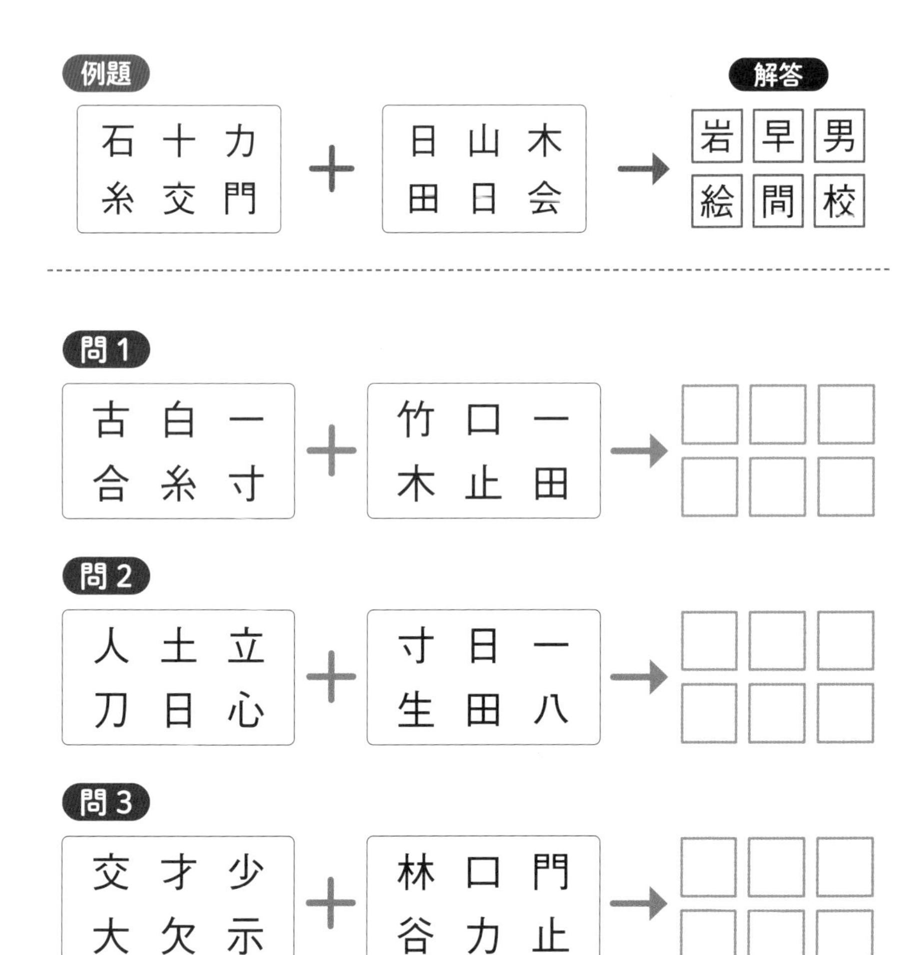

漢字を２〜３つのパーツに分け、組み合わせてひとつの漢字を作ります。小学校で習う簡単な漢字ばかりですが、組み合わせるとなると意外に頭を使います。漢字を「カタチ」として捉える脳力が問われる、右脳をたっぷり使う問題です。

問4

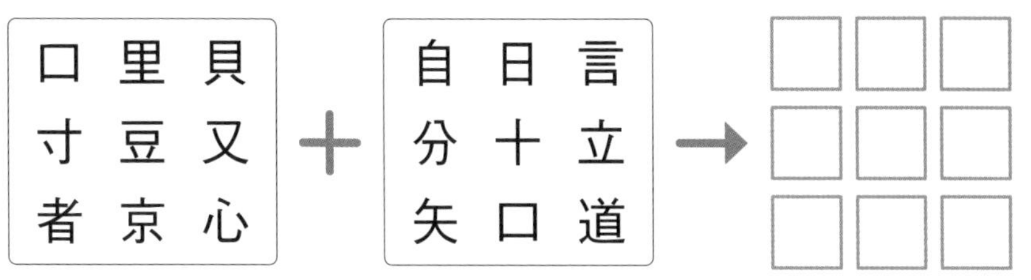

問5

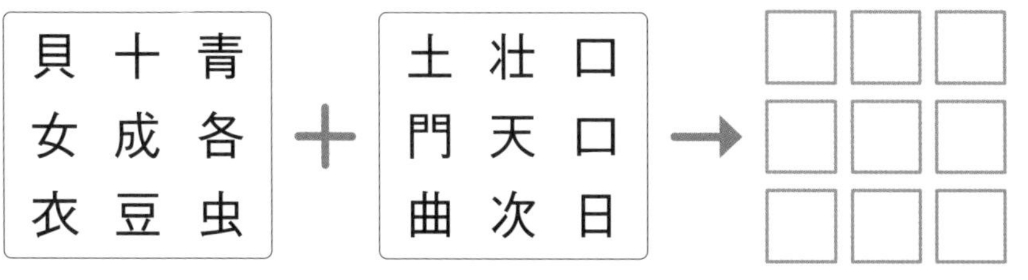

問6 超難問！

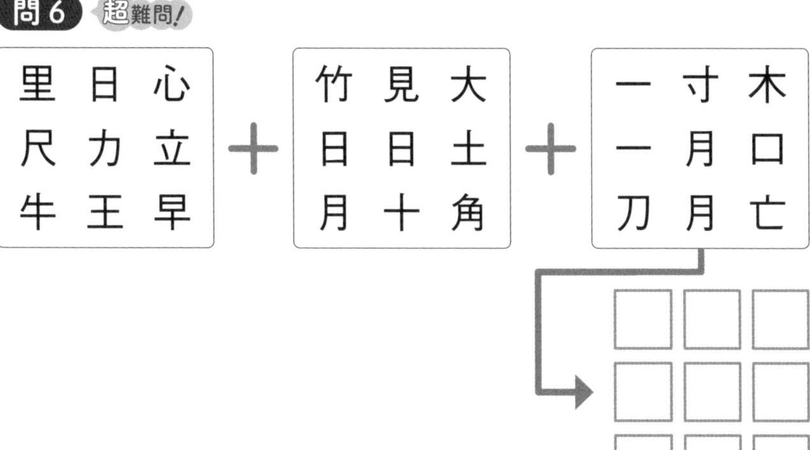

➡答えは136ページ

3 穴あき漢字

見えている部分から、漢字を推理し、
並べかえて言葉を作りましょう。

例題

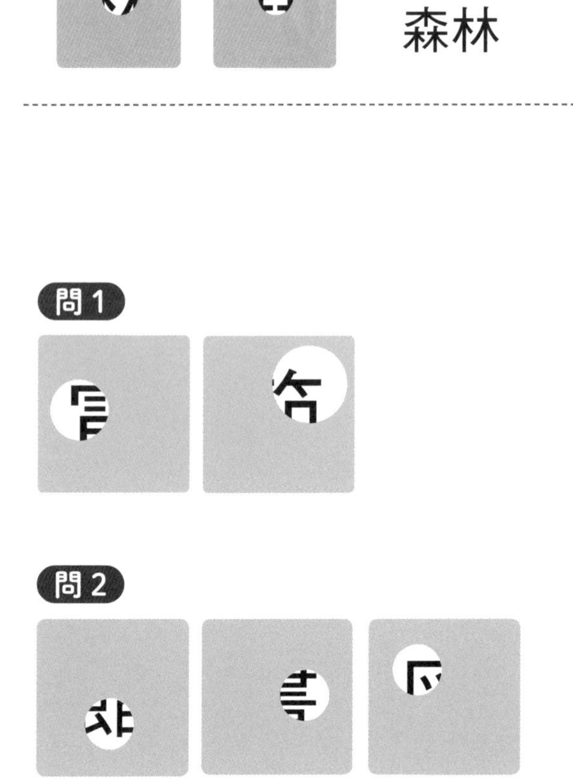

一部分から全体を想像し、さらにその漢字を使って言葉を作ります。「直感」や「ひらめき」を駆使して、柔らか頭で挑戦してください。

問 3

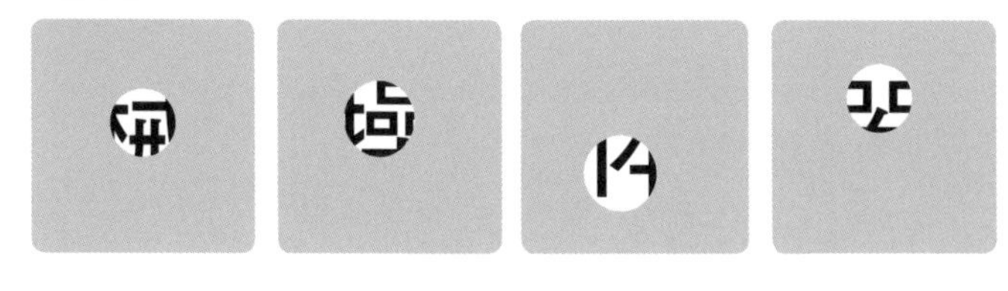

問 4

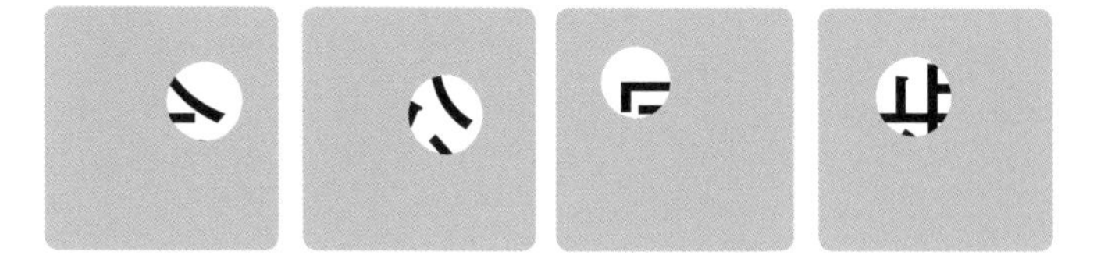

問 5

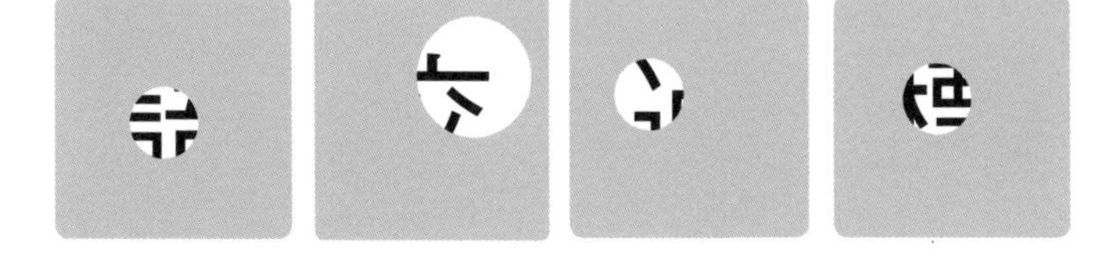

問 6 超難問!

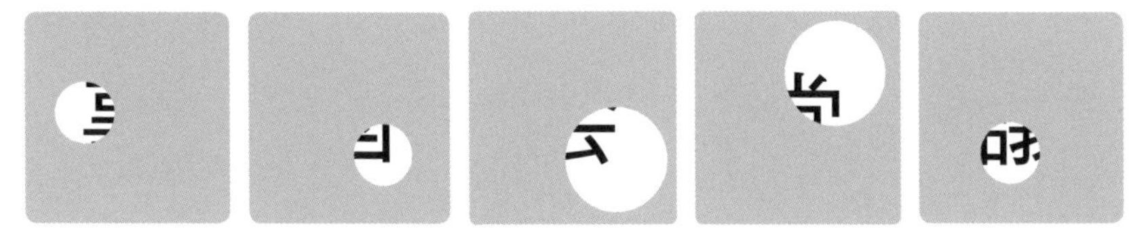

➡答えは136ページ

4 観覧車熟語

→の方向に読むと二字熟語ができるよう、
□に共通の漢字を入れましょう。

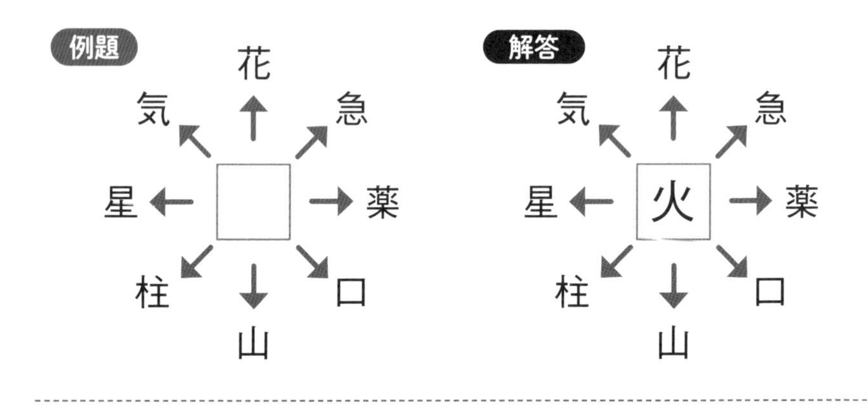

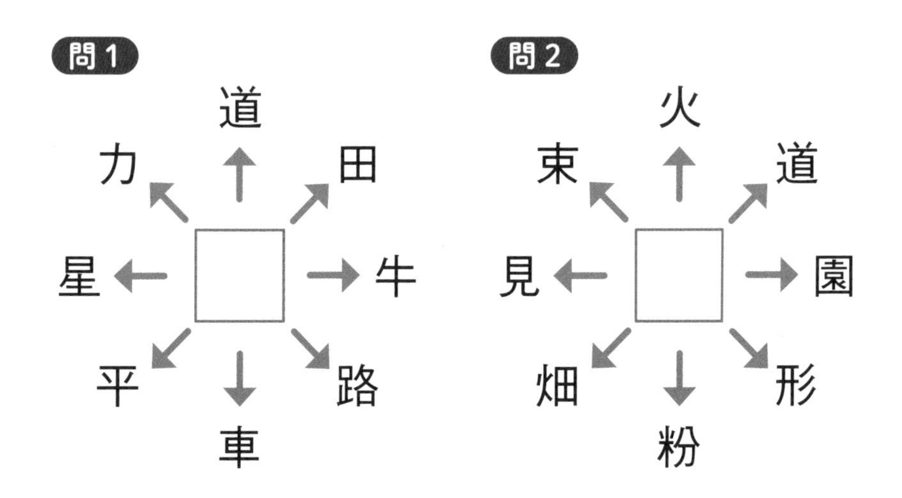

8つの二字熟語に共通の漢字を考えます。思い当たる漢字を入れたら、8つの二字熟語が成立するか、ひとつひとつ読んで確かめてみてください。スラスラ読めるでしょうか。一瞬詰まって考える、それも脳への刺激になります。

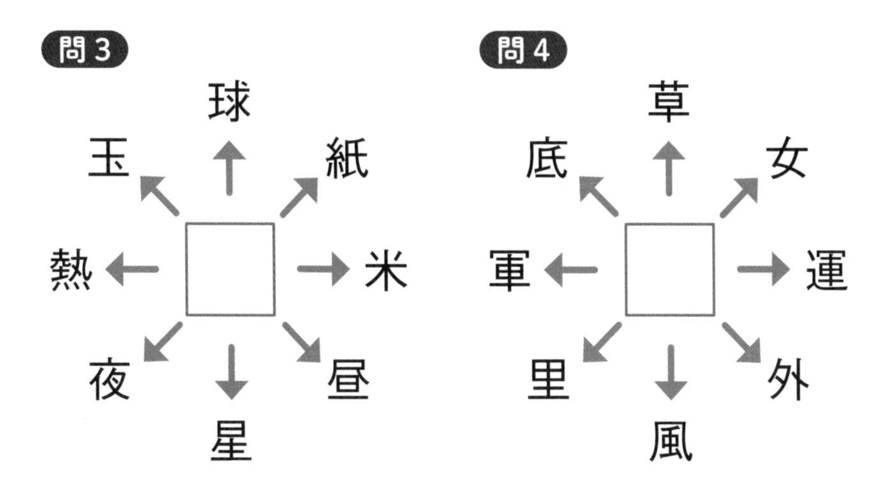

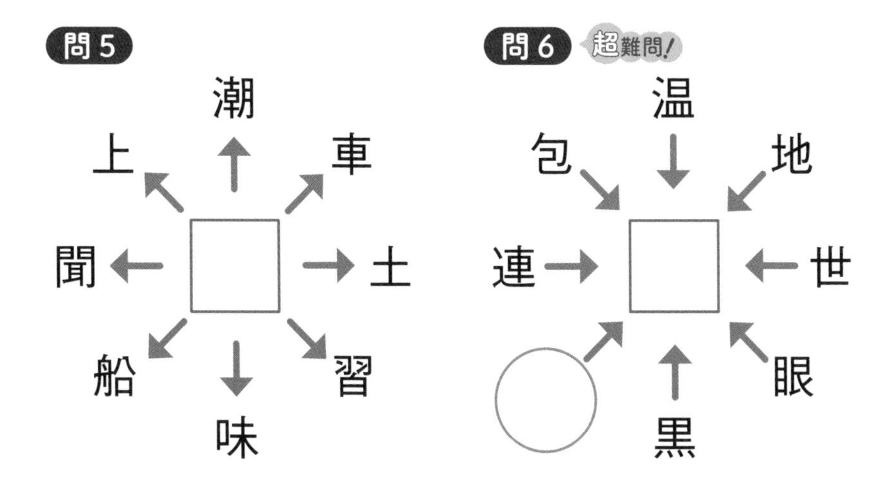

➡答えは136ページ

5 四字熟語クロスワード

→の方向に読むとできる熟語を手がかりに、
四字熟語を作りましょう。

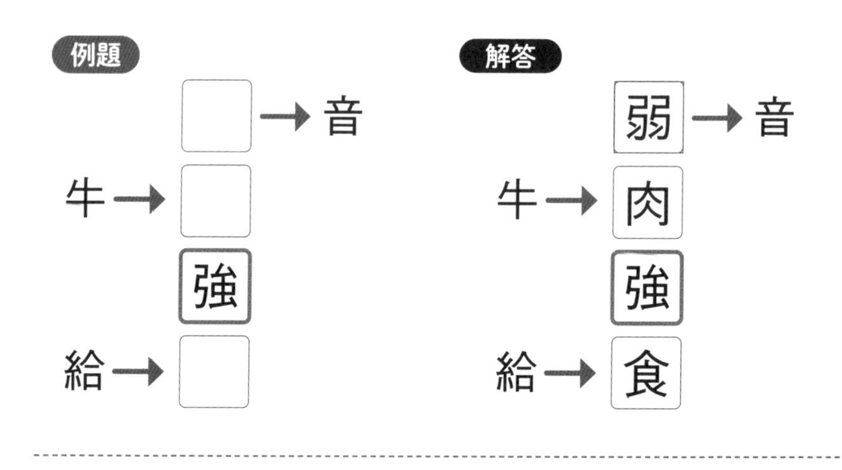

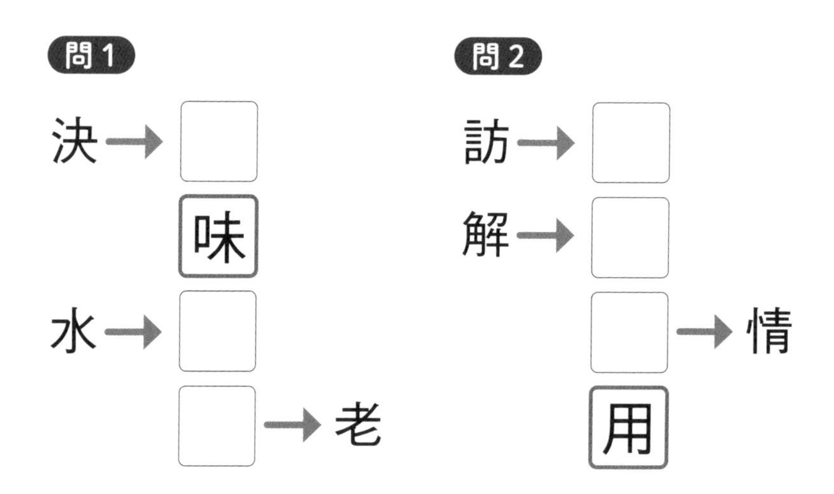

二字熟語をヒントに四字熟語を完成させる問題です。わかっている一字から四字熟語を推測する必要もあり、脳を広範囲に使う問題となっています。もちろん、直感やひらめきで四字熟語を完成させてもOK。

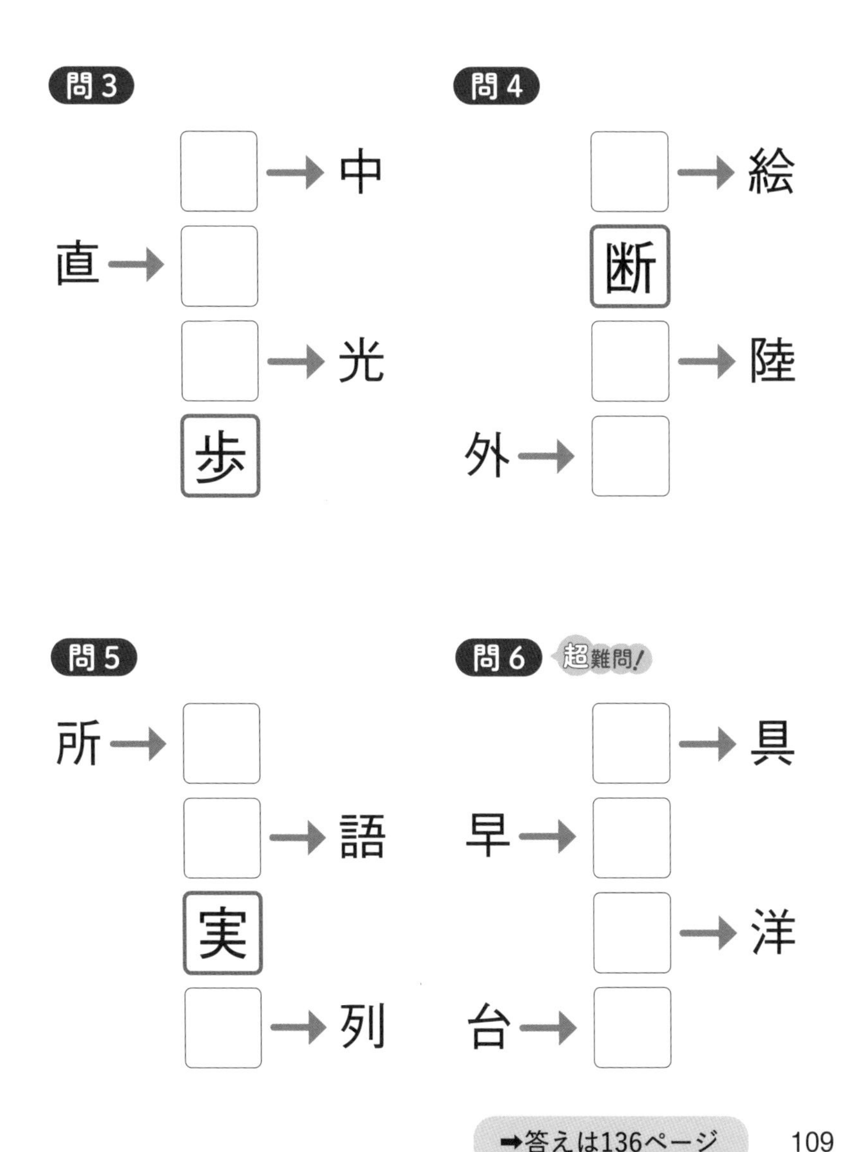

➡答えは136ページ

6 バラバラ漢字

バラバラになった漢字を推理し、
言葉を作りましょう。

例題

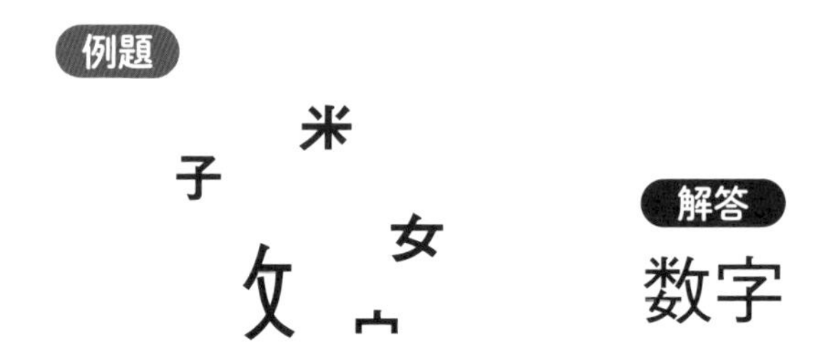

解答
数字

問1　問2

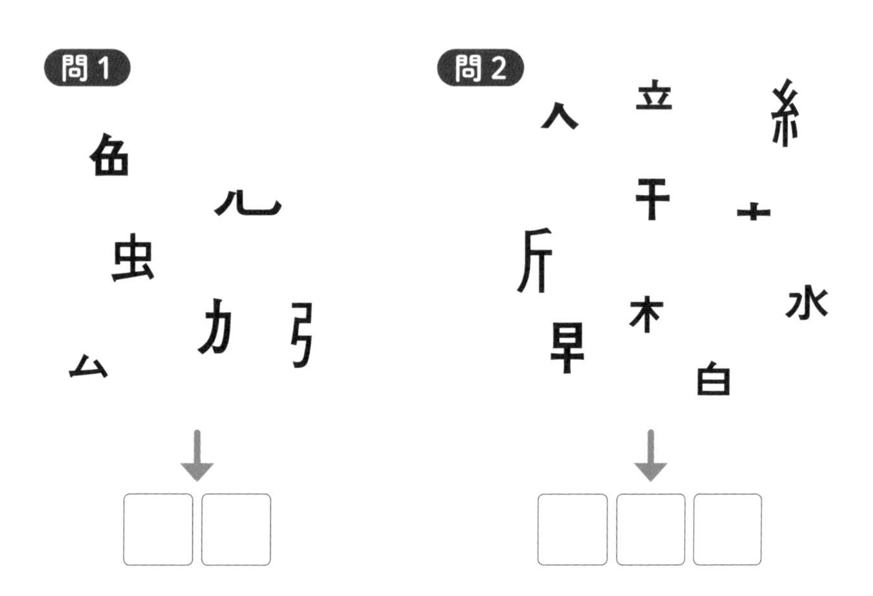

漢字がバラバラになっています。パーツを組み立てて漢字を作り、さらに言葉にする難問です。推理力、構成力、想像力……など、脳を広範囲に活性化。あまり長く考え続けると脳の働きが弱まるので、ひらめかないときはあらためて別の時間にチャレンジを。

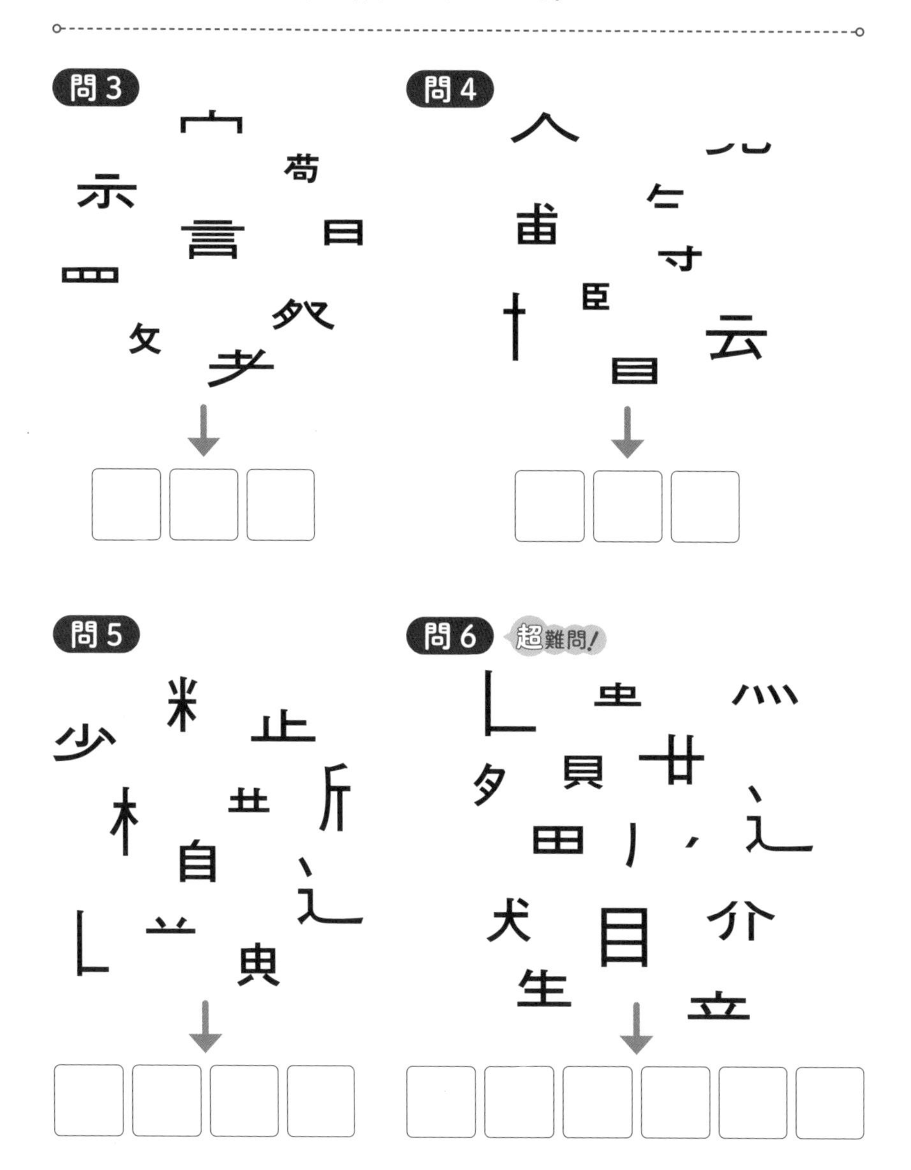

➡答えは137ページ

7 回転しりとり

矢印の方向に
漢字のしりとりをしましょう。

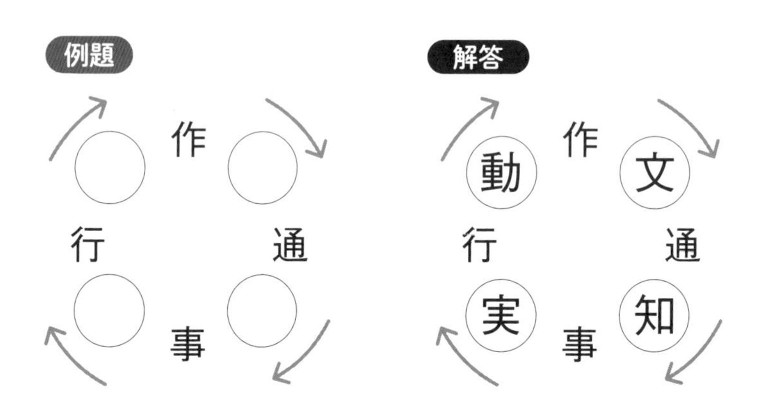

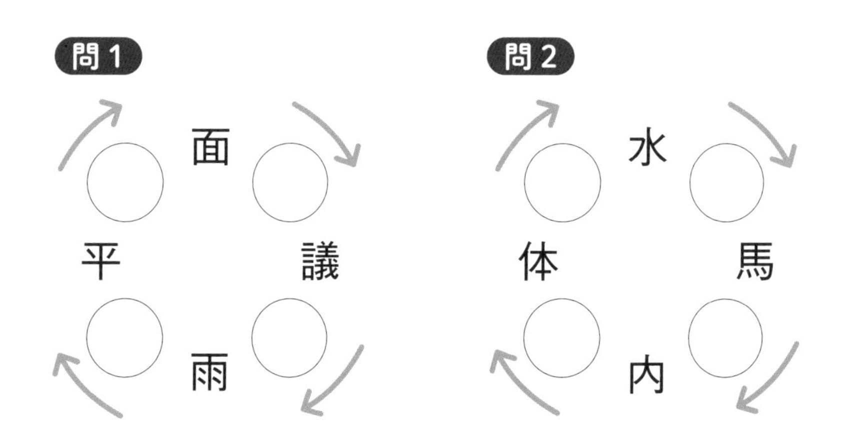

二字熟語を作る共通の漢字を入れて、漢字をつなぐ問題。スタートと終わりが同じ漢字になるのが特徴です。解いて終わりにせず、辞書などを活用しながら、自分でも「漢字の回転しりとり」を作ってみてください。脳のまた別の部分の刺激になります。

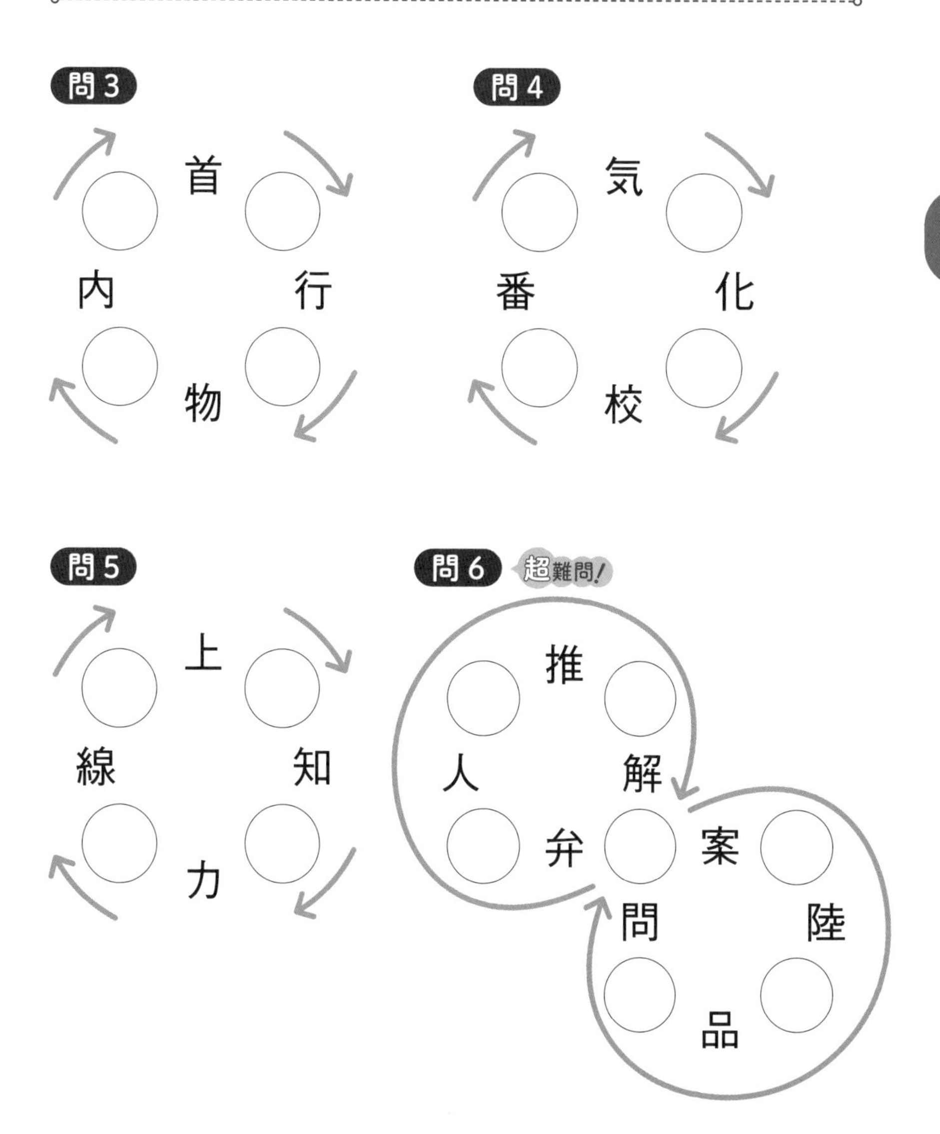

➡答えは137ページ

8 反対語問題

□には、反対の意味をもつ漢字が入り、
左から右に読むと熟語になります。
→の方向にできる熟語を手がかりに、考えましょう。

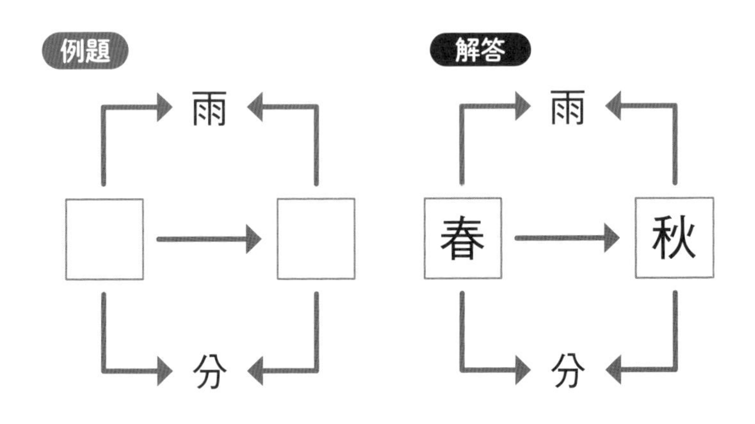

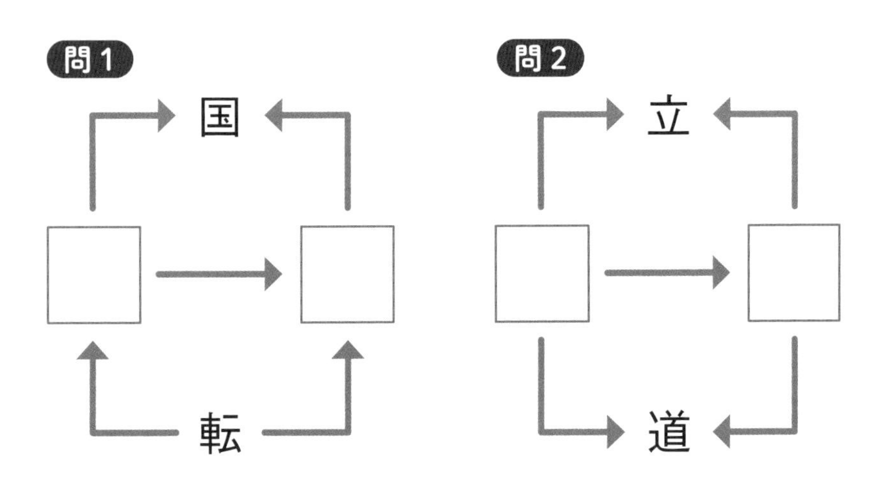

反対の意味を持つ漢字を答える問題です。解答後は、□の２字を使ってできる熟語をもっと考えてみてください。辞書を使ってもOK。「あーなるほど」と感じることも、脳への刺激になります。

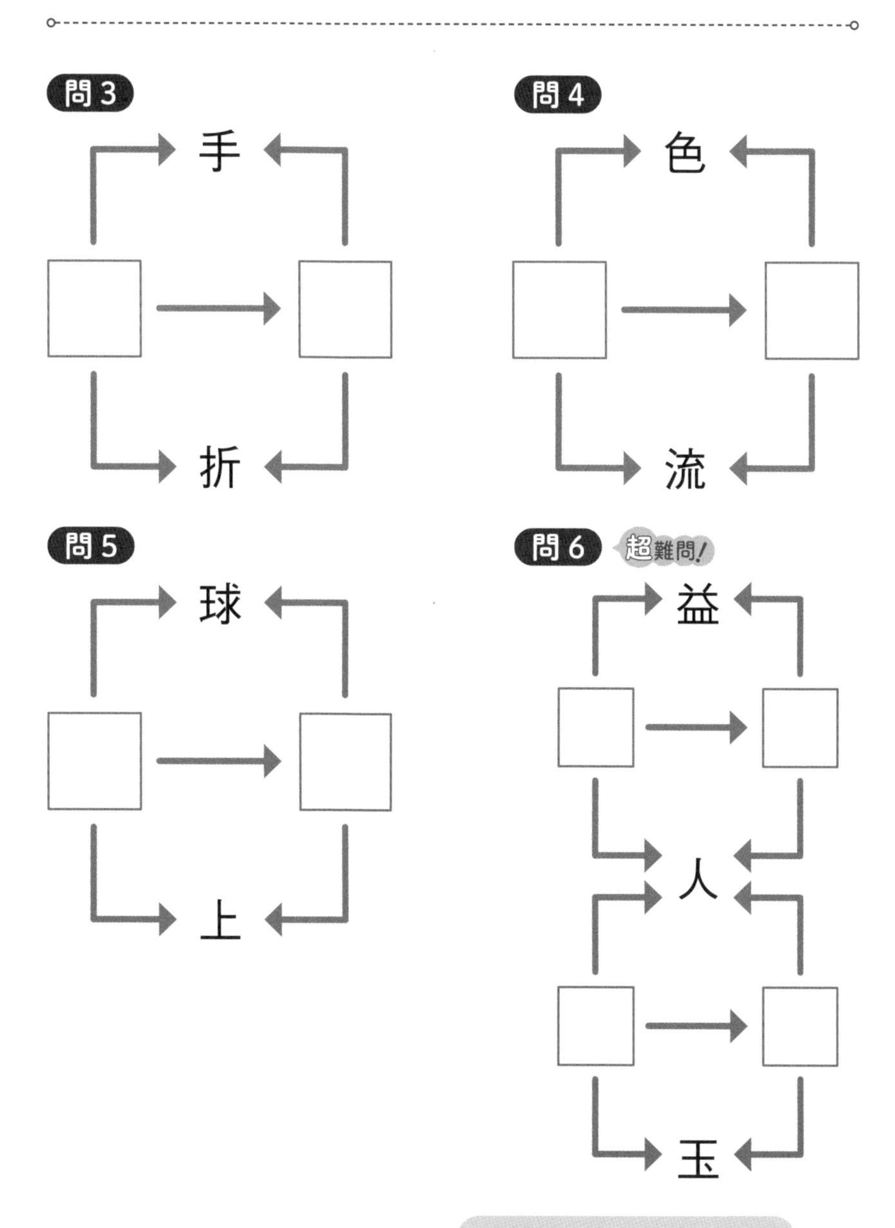

➡答えは137〜138ページ

9 枝分かれ熟語

→の方向に読むと二字熟語ができるよう、
□に共通の漢字を入れましょう。

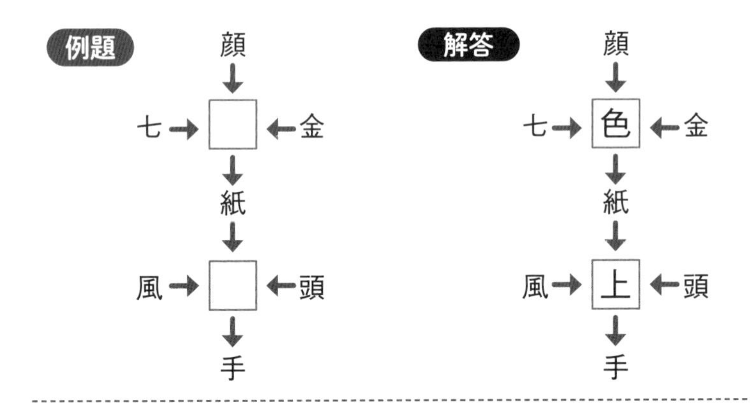

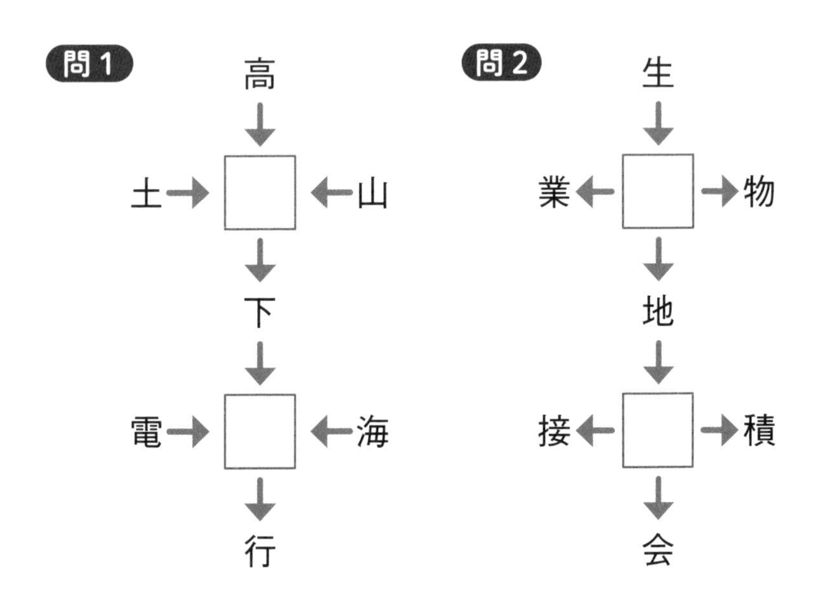

4つの二字熟語に共通の漢字を考える問題です。頭を柔軟にして、記憶にある熟語をどんどん思い出してみてください。記憶力、想像力がフル稼働。脳の広範囲が刺激される問題です。

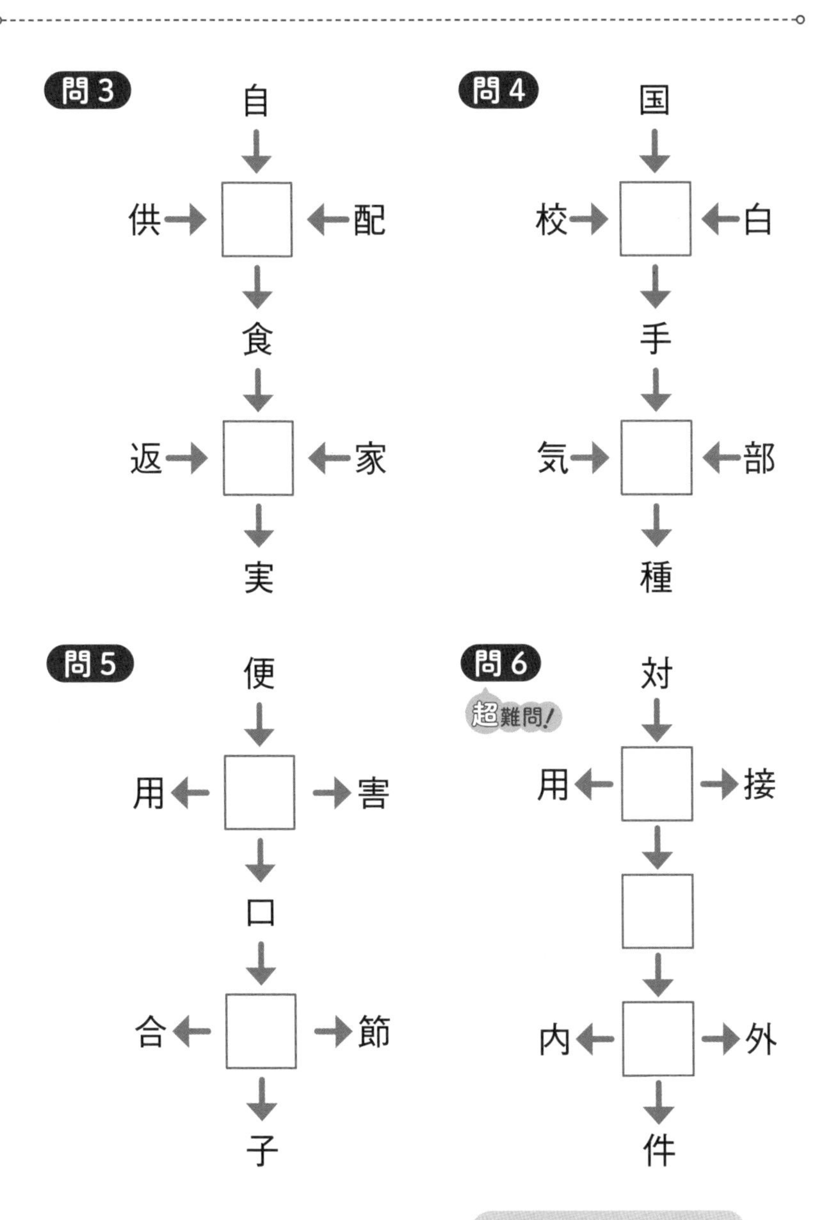

➡答えは138ページ

1 規則性を探そう

空いているところはどうなるか、書き入れましょう。

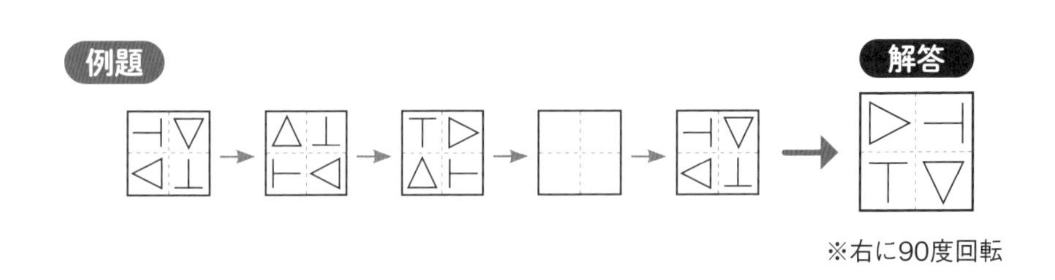

※右に90度回転

問1

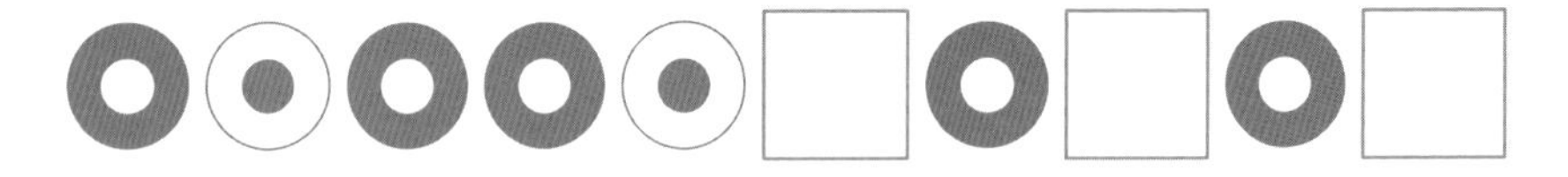

問2

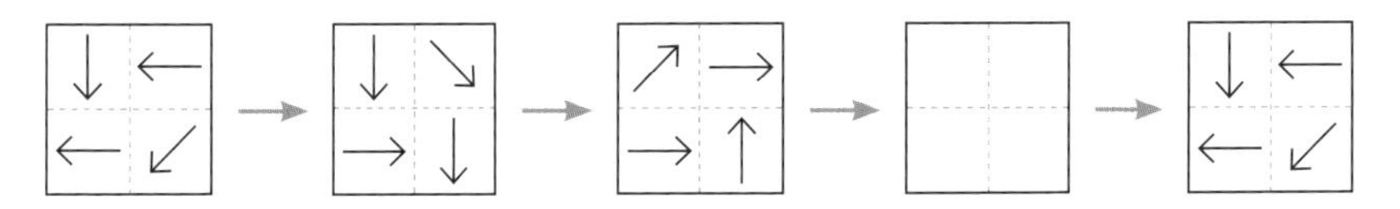

問3

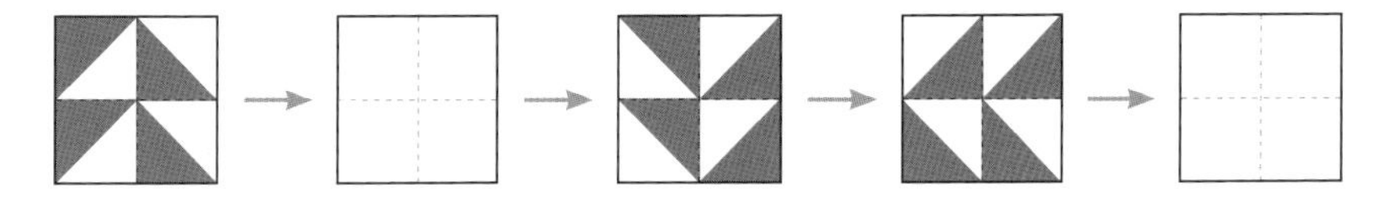

並んでいる図柄の規則を見つけ、空欄を埋める問題。思考力が問われます。答えがなかなか見つからないときは、見方を変えてみましょう。脳を柔軟にする訓練にもなります。

問4

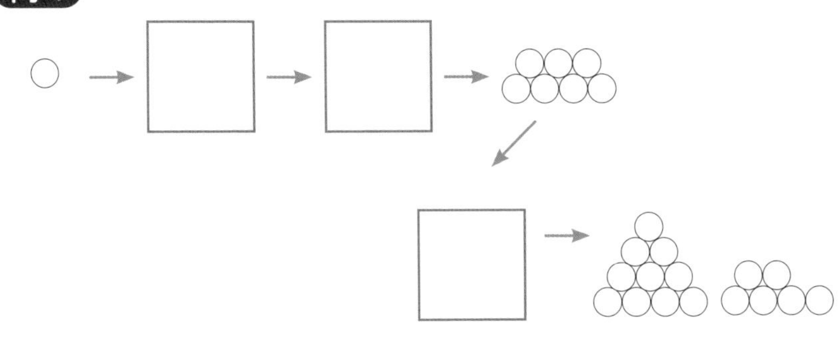

問5

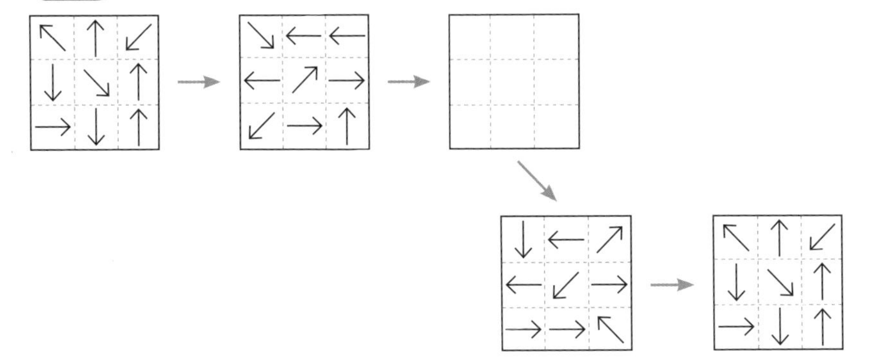

問6 超難問!

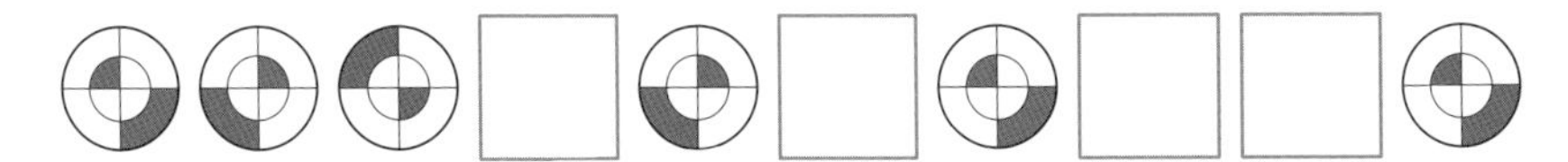

➡答えは139ページ

2 積み木はいくつ?

積み木はいくつあるでしょう。

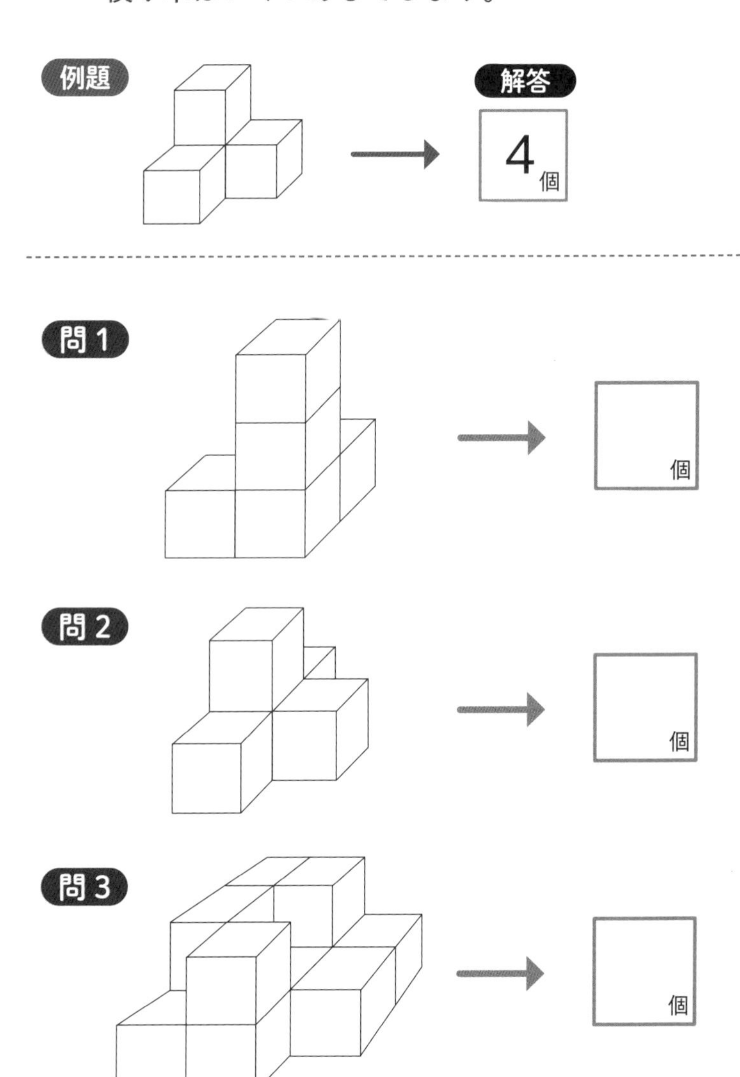

積み上げた積み木を数えるだけ。小学校受験によく出される問題です。見えていない積み木をイメージすることで、脳をたっぷり使います。じっくり考えれば誰にでも解けるので、あわてずトライを。考えることが脳には大事です。

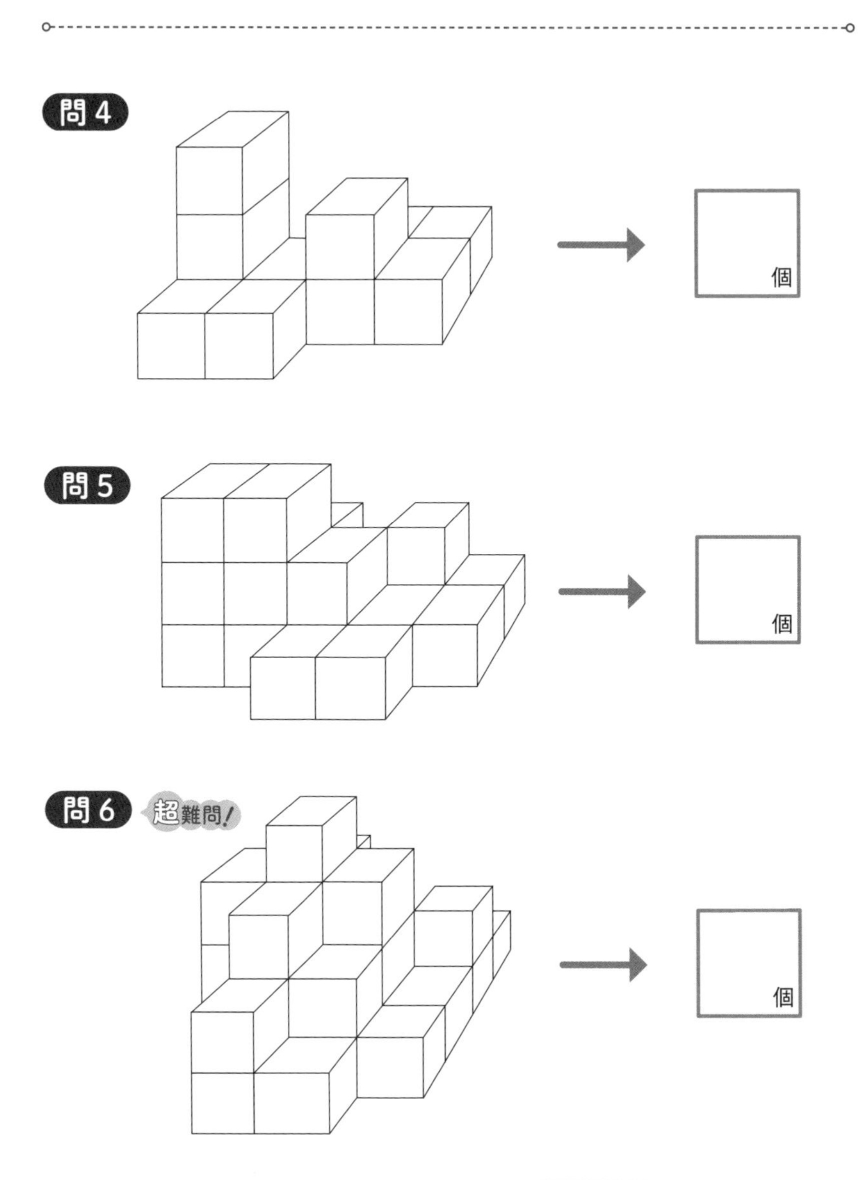

➡答えは139ページ

3 サイコロの目はいくつ?

サイコロをマスに沿って転がしたとき、
?の位置で上にくる目はいくつですか。

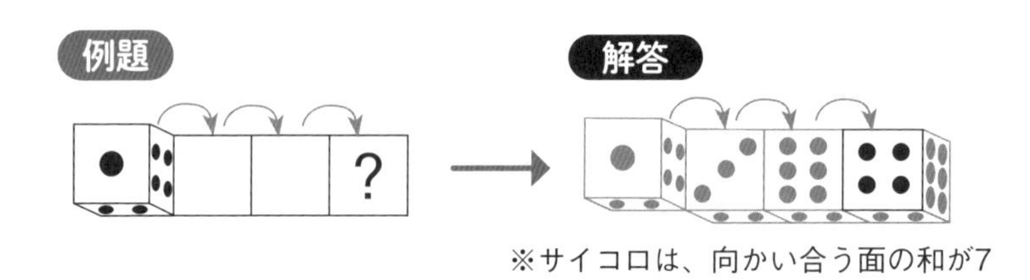

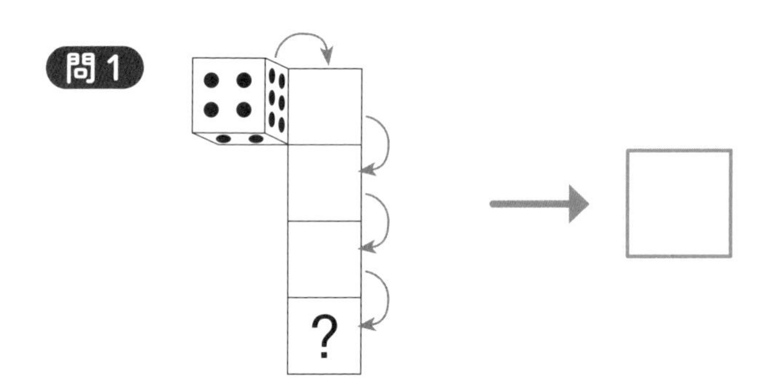

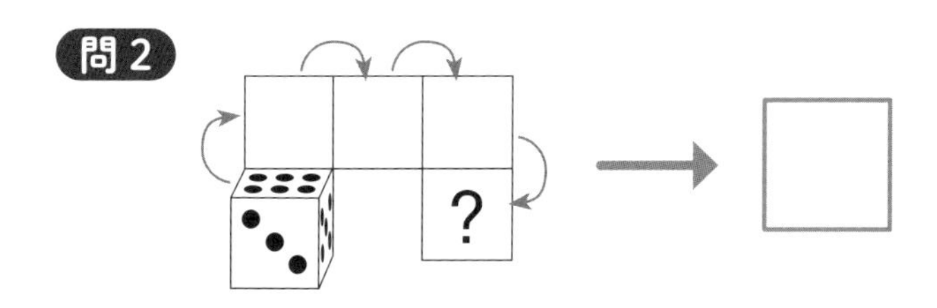

サイコロをマスに沿って転がしたとき、上にくる目を答える問題です。１マス１マスいくつの目が上にくるのかを頭に描きながら進めてみましょう。数字などを書き込まず、頭の中だけでサイコロを転がせば、より高い脳トレ効果が得られます。

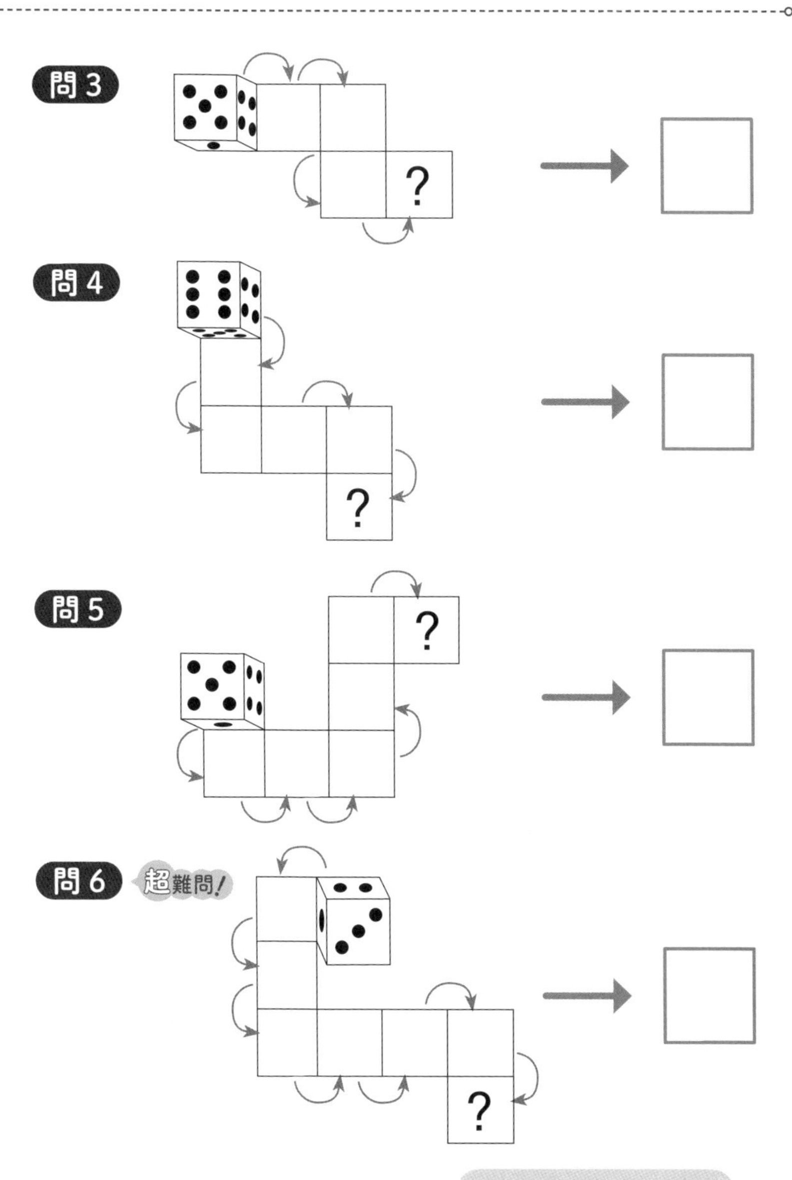

➡答えは140ページ

4 ひと筆書き

ひと筆書きができるものをひとつ選びましょう。

例題

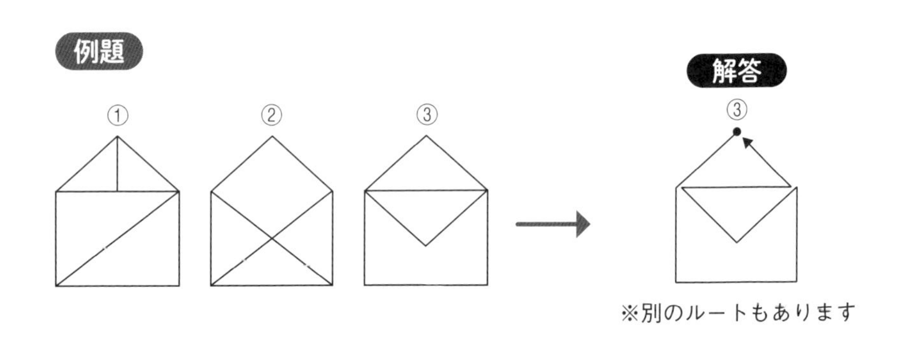

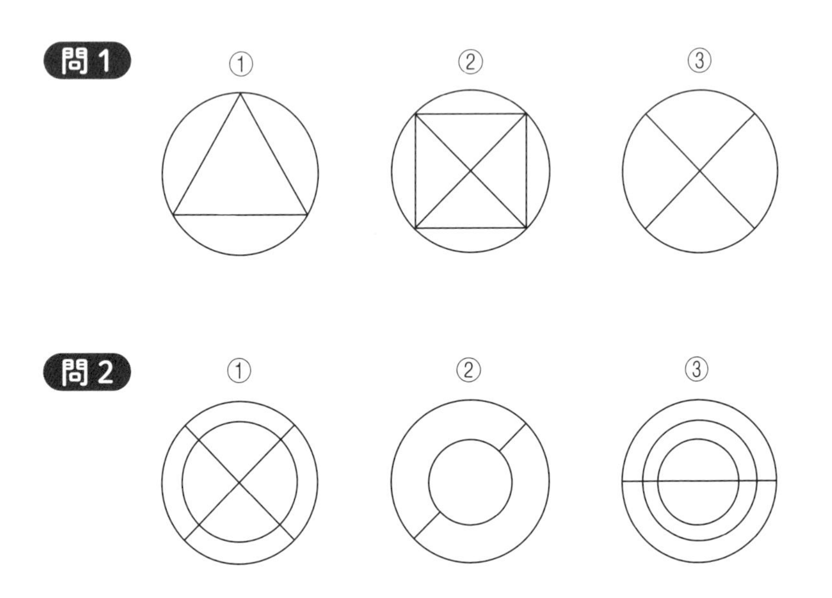

3つの中から、ひと筆書きができるものをひとつ選びます。それだけでも脳トレですが、ときには利き手と反対の手を使って線を書いて、解いてみましょう。よりいっそう、脳を刺激することができます。

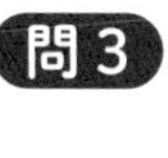

①
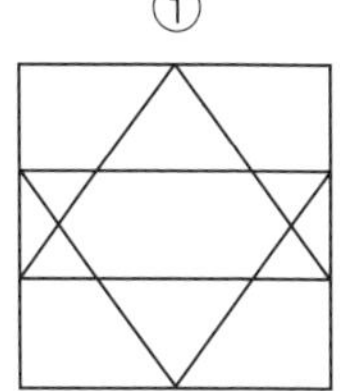
②
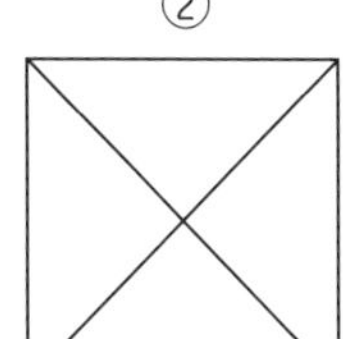
③
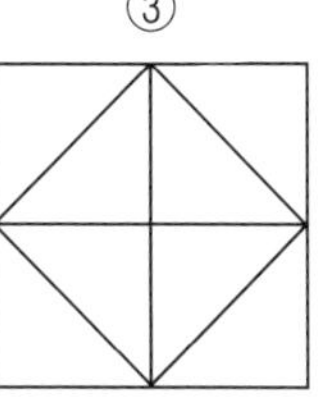

問4

①
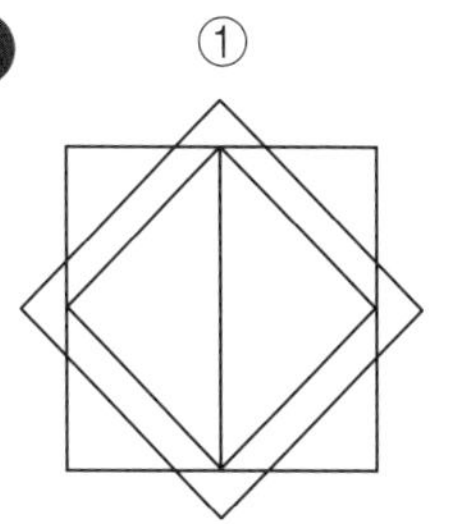
②
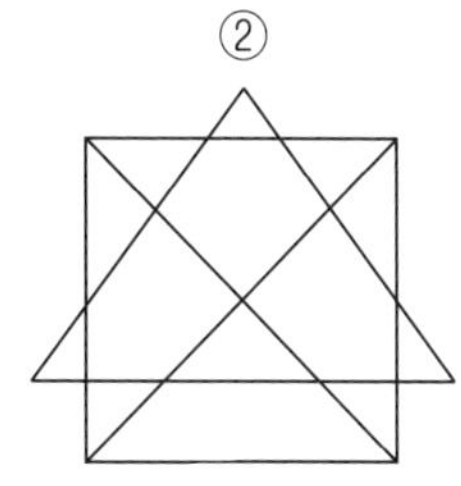
③
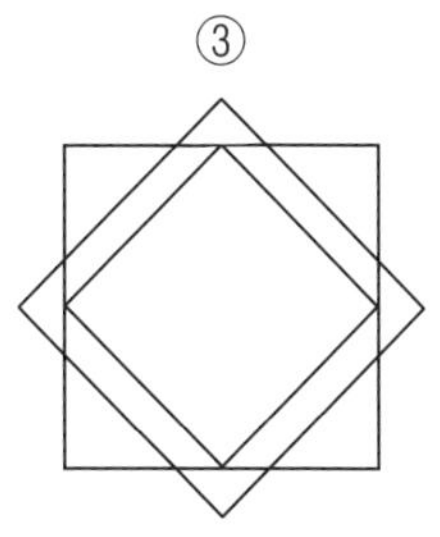

問5

①
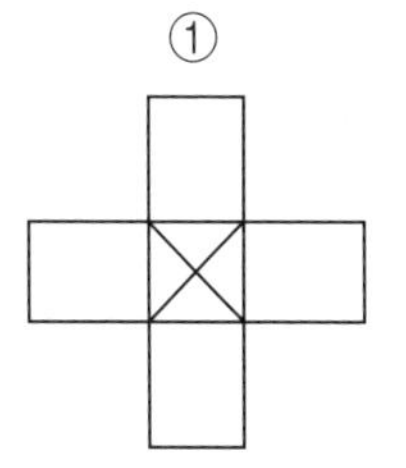
②
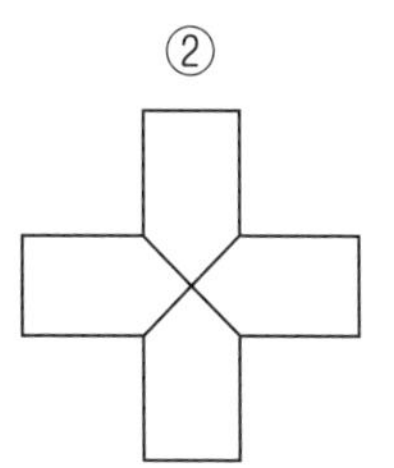
③
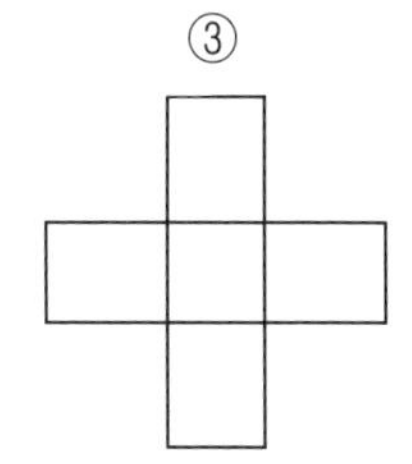

問6 超難問!

①
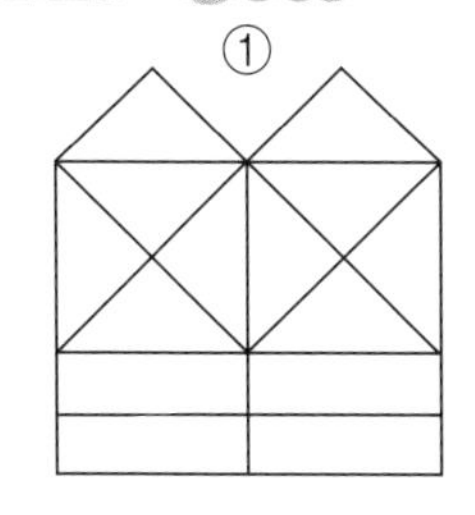
②
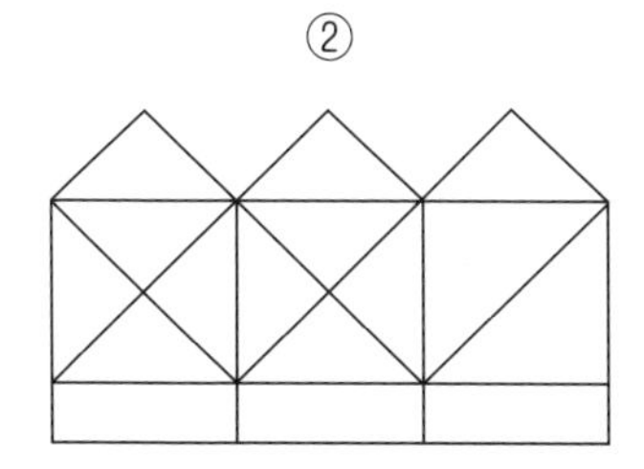
③
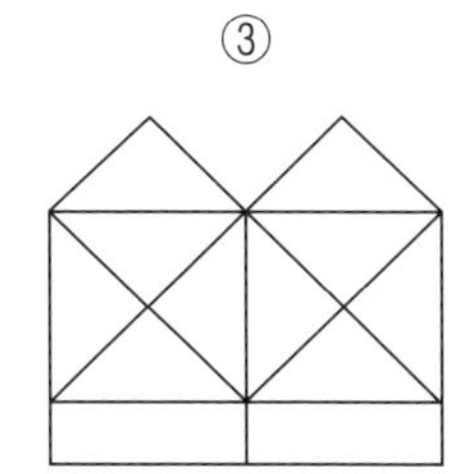

➡答えは141ページ

5 展開図はどれ?

立方体を作ることができる展開図はどれでしょう。

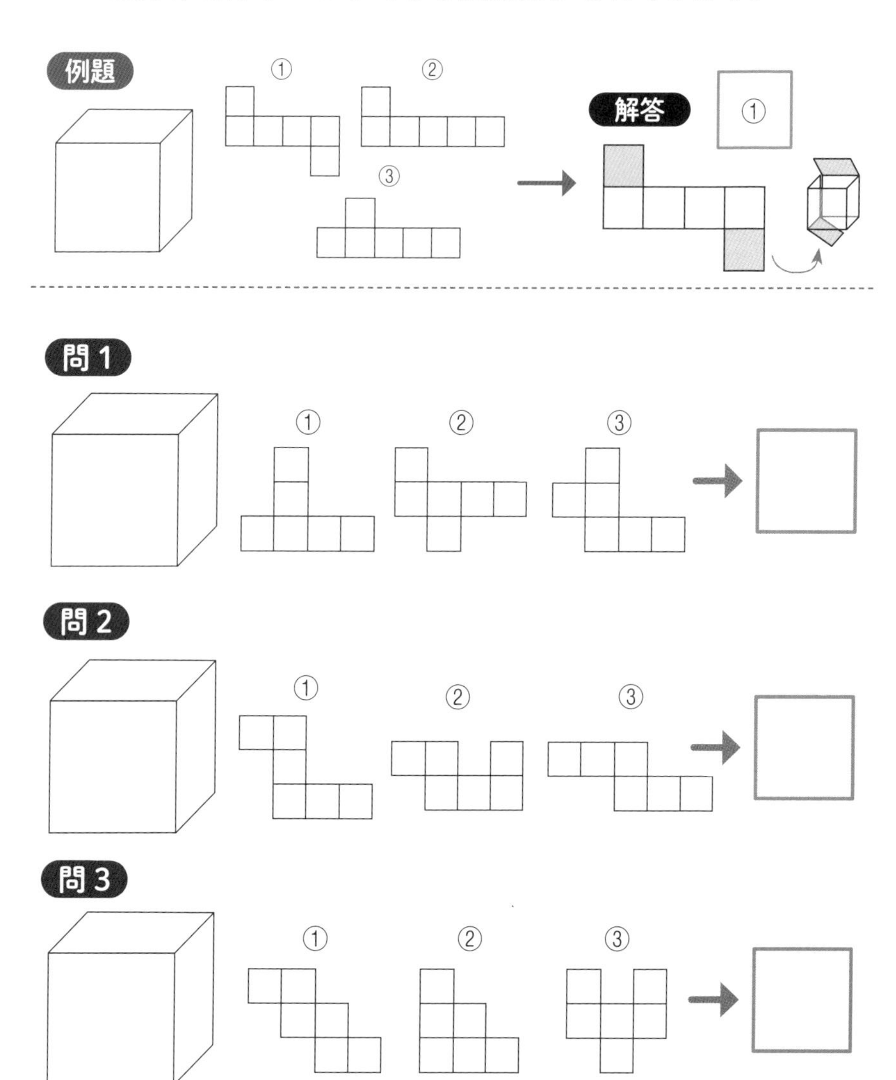

展開図を頭の中で組み立てて、立方体ができるかどうかを考えます。コツは底にくるマスを決めて、そこから折り上げるように立体をイメージすること。ゆっくりでも、しっかりイメージしてチャレンジすることで、脳への血流量がアップします。

同じ立方体を作ることができる展開図はどれでしょう。

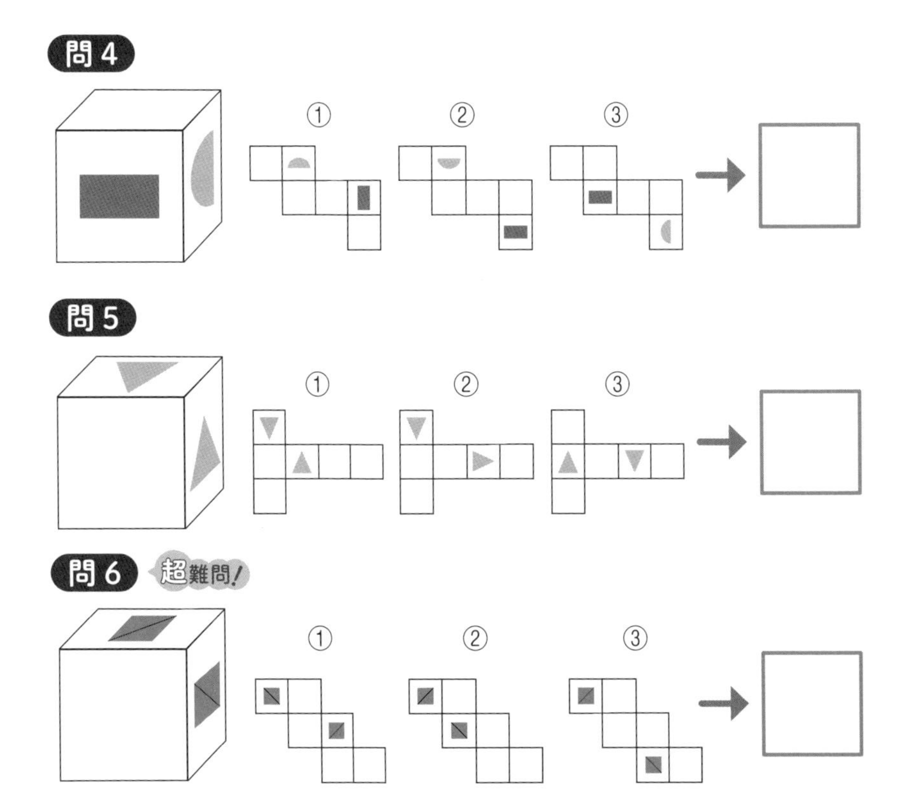

➡答えは141ページ

6 一番重いのはどれ？

ひとつの重さが一番重い形はどれでしょう。

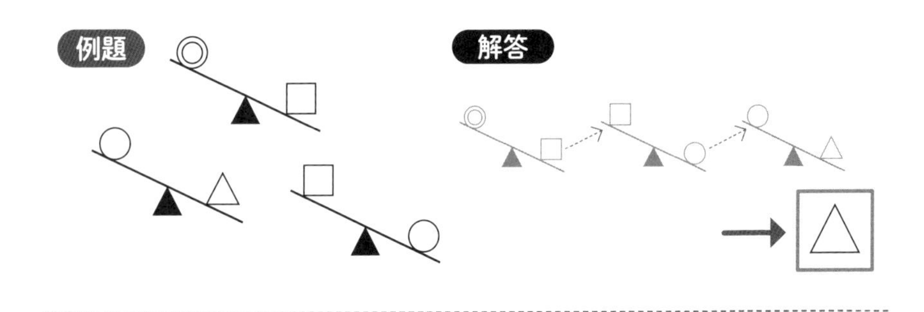

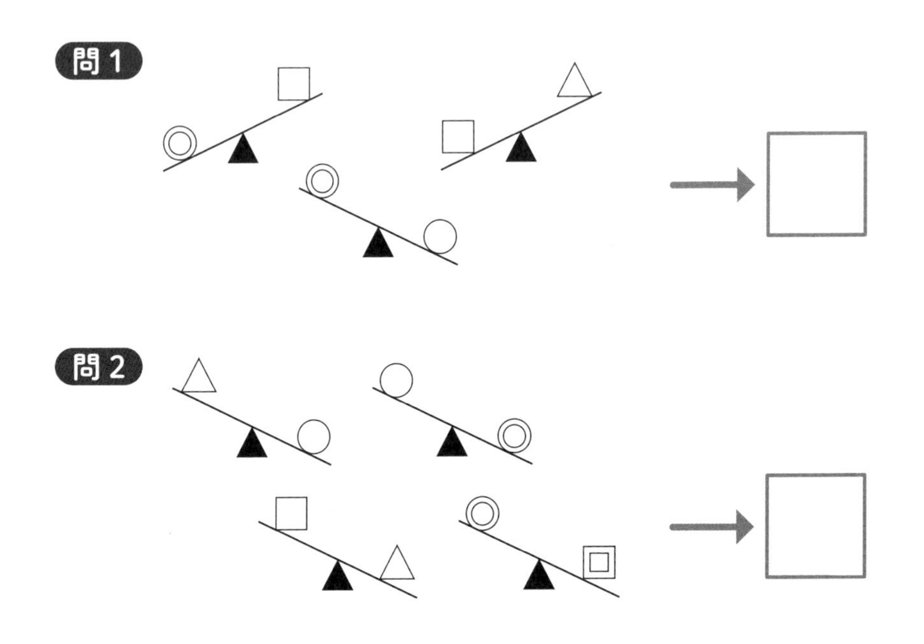

3つの重さ比較から、一番重い形を答える問題。物事を順序立てて考える力が問われます。小学校の算数の知識さえ不要の問題。じっくり考えて、脳の血流を高めましょう。

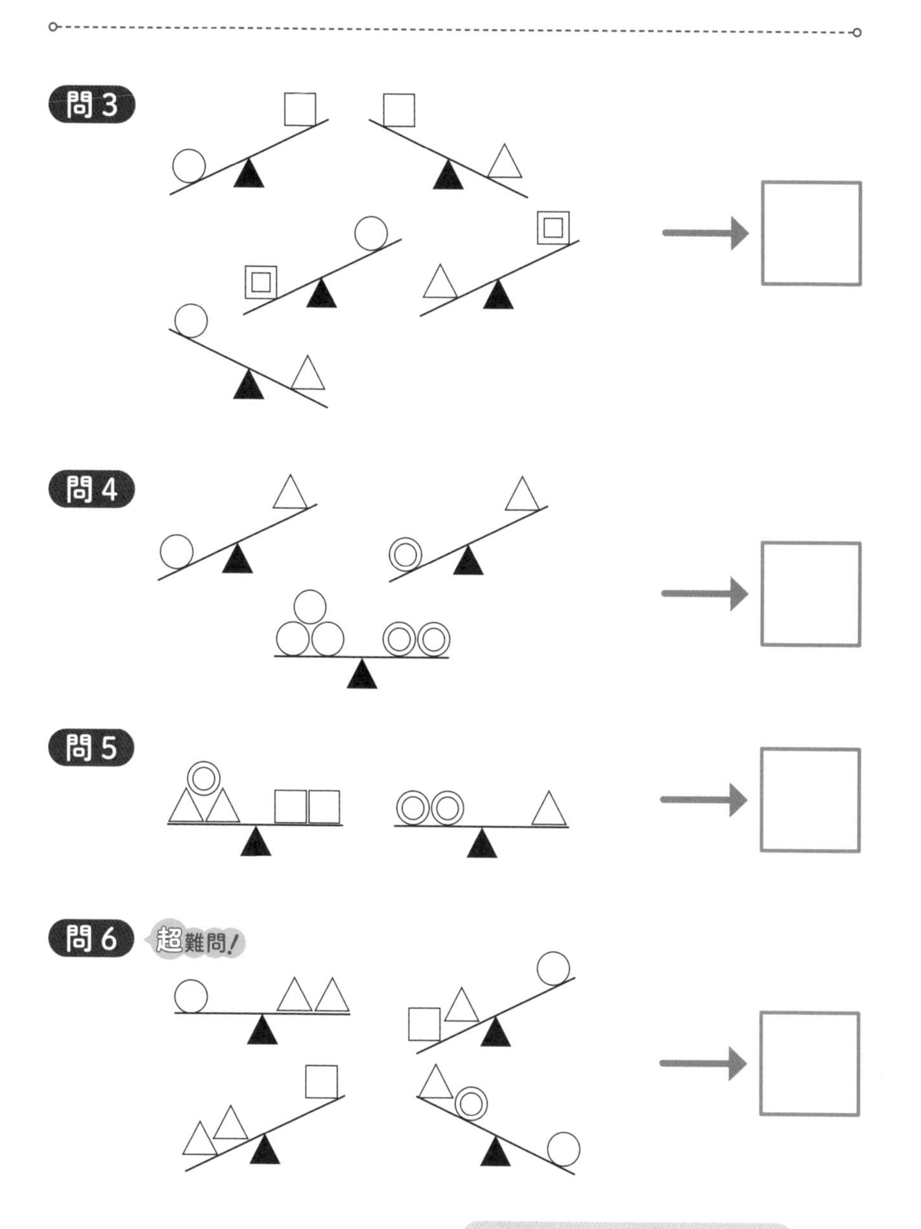

➡答えは141〜142ページ

7 今、何時?

鏡に映った時計は何時何分でしょう。

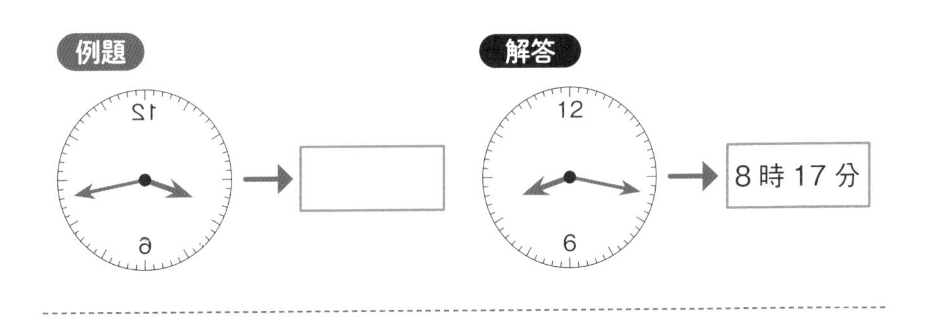

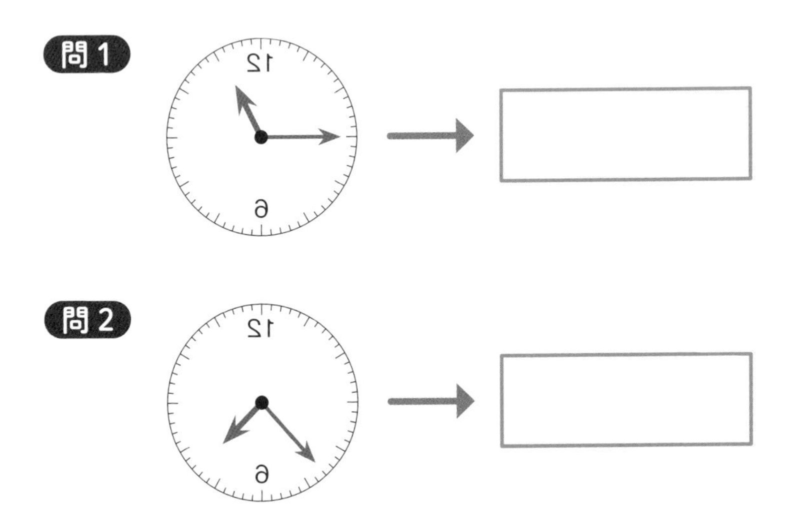

鏡に映った時計を読む問題です。普段の思考をチェンジすることで、脳が大いに活性化されます。家でも、鏡に時計が映るようにして置き、時間を見るようにしてみましょう。脳トレの機会が増えます。

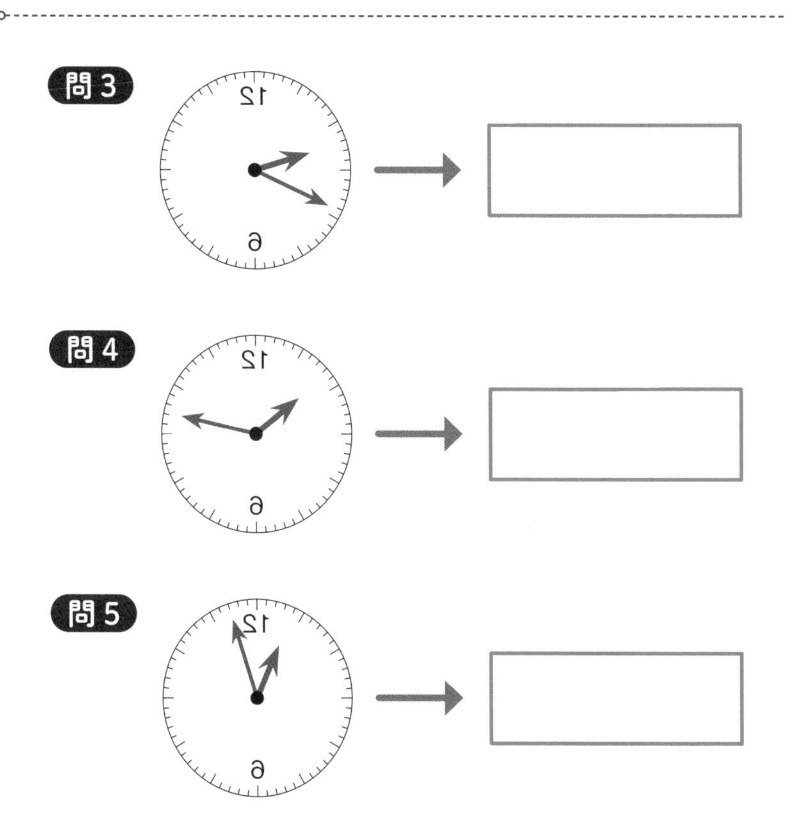

鏡に映った時計の42分前は何時何分でしょう。

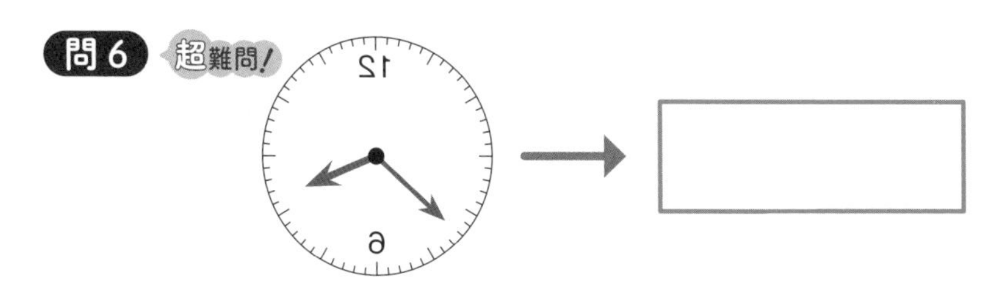

➡答えは142ページ

8 開くとどうなる？

四つ折りにした正方形の黒い部分をはさみで切り取って開くと、どの形になるでしょう。

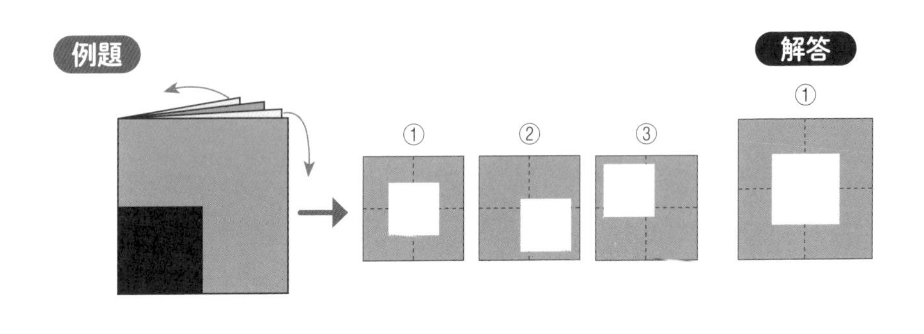

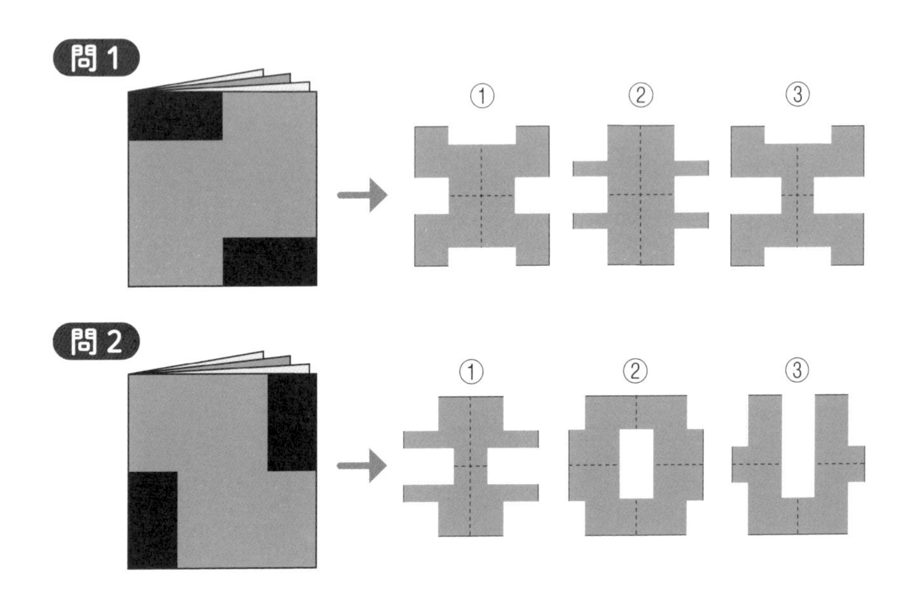

四つ折りにした正方形の紙を重ねたままで黒い部分を切り、開いたときの形を推測する問題です。選択肢を見ないで解答を考えると、難易度がアップ。脳がフル回転します。

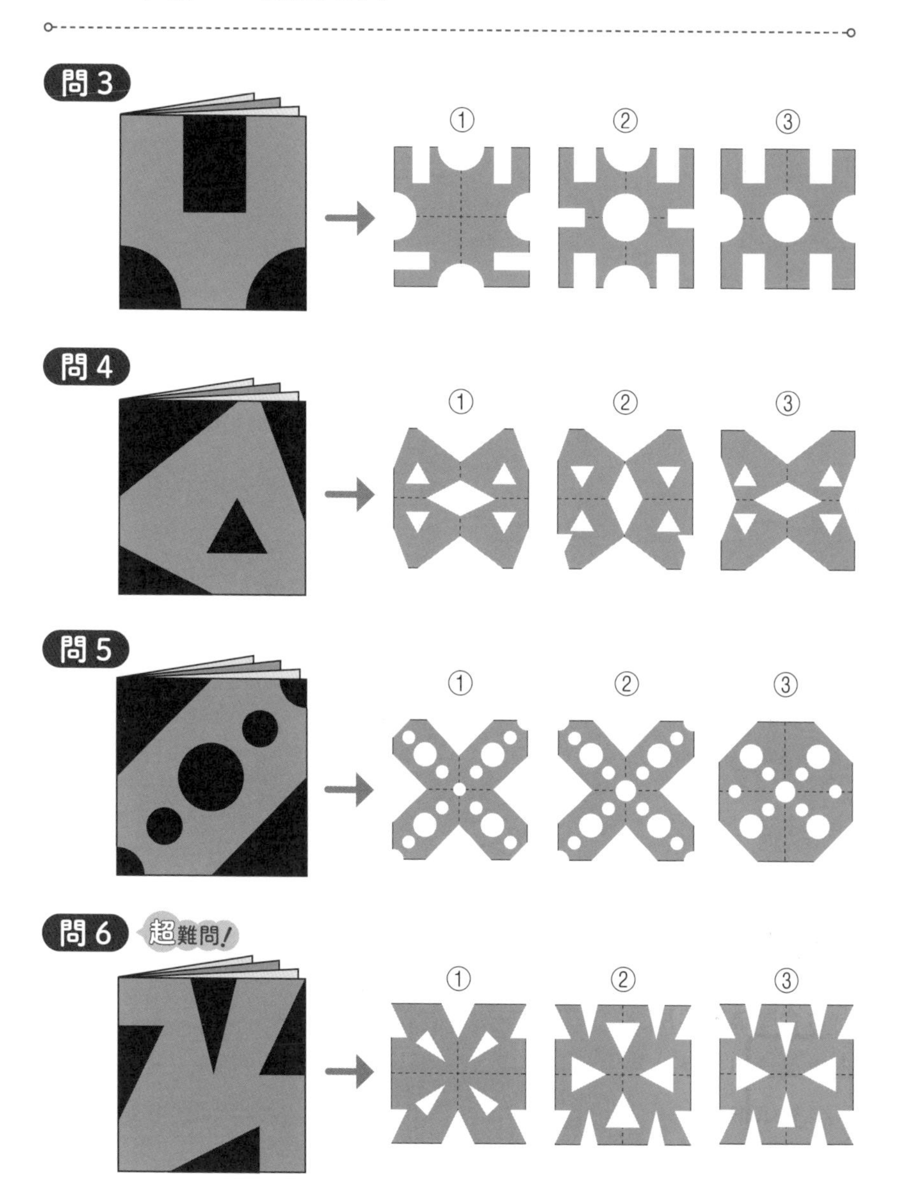

➡答えは143ページ

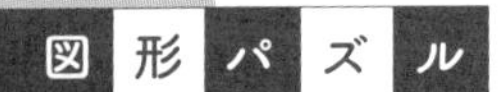

9 鏡に映すとどう見える?

次の図を鏡に映すと、どのように映るか、
ひとつ選びましょう。

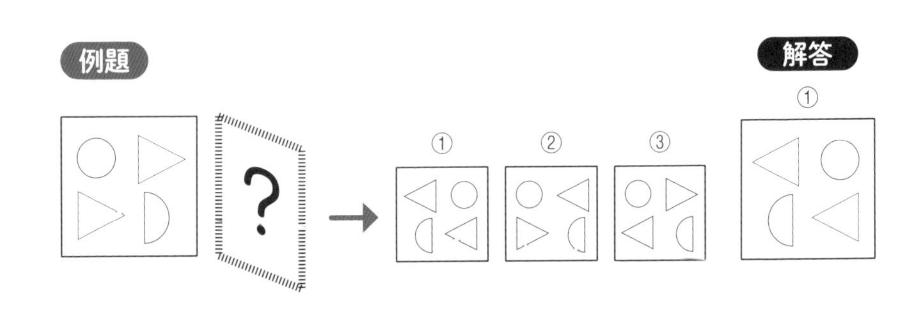

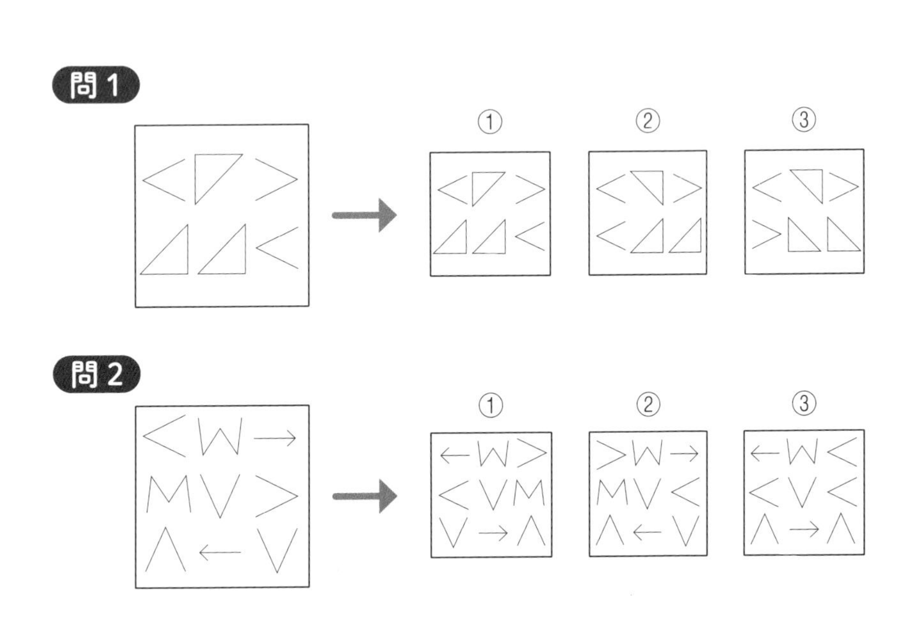

図柄を鏡に映すとどれになるか、３つの選択肢の中から当てる問題です。推理力と観察力が問われます。書き出したりしないで、目と頭だけで解いてみましょう。脳がフル回転します。

問3

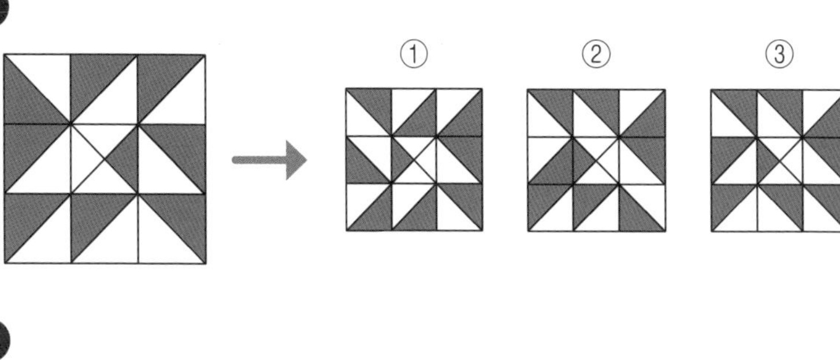

問4

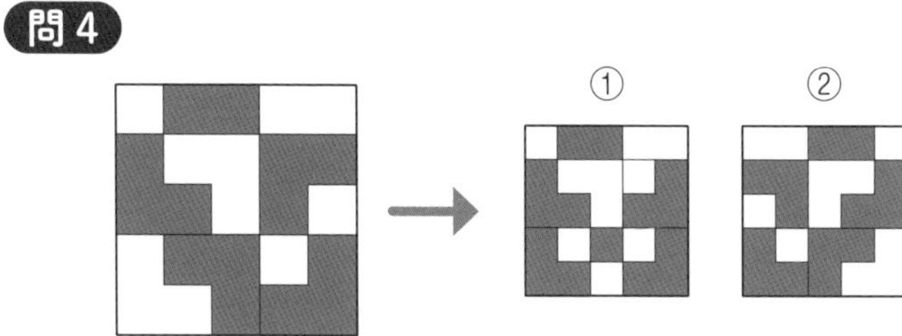
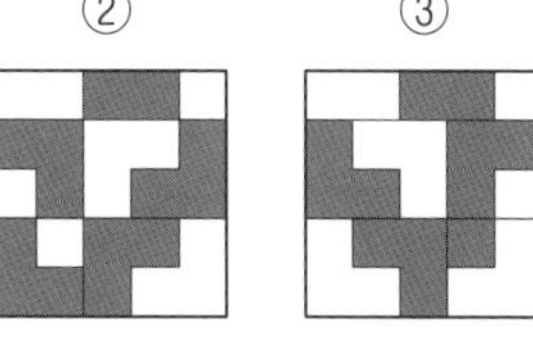

問5

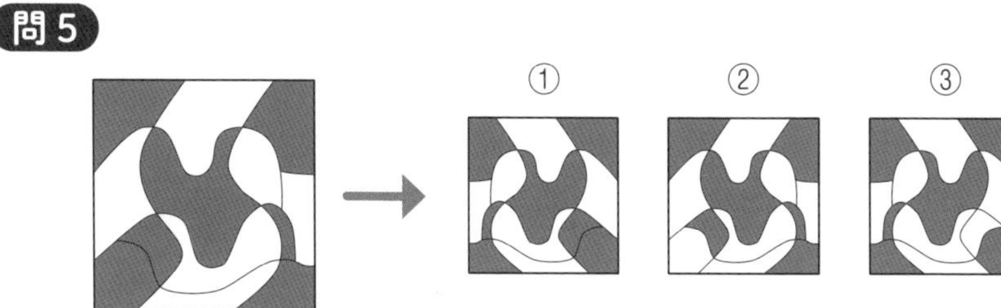

問6 超難問！

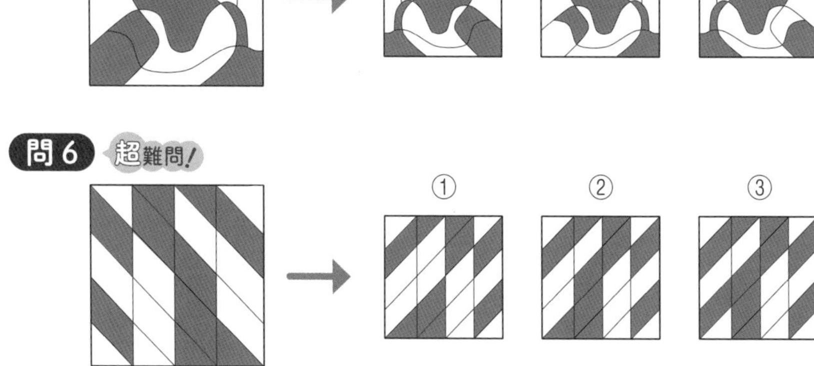

➡答えは143ページ

解答

漢字パズル

P100 1 漢字の書き順

問1 出　問2 行　問3 全　問4 老　問5 件　問6 術

P102 2 漢字のたし算

問1 正　細（※別解：累）　答　百　固　村

問2 音　思　寺　星　大　分

問3 歩　禁　閉　欲　効　因

問4 童　支　諸（※別解：諒）　導　貧　息　回　短　景（※別解：暑）

問5 晴　閣　豊　古　城　蚕　員（※別解：唄）　姿　装

問6 親　恩　量　朝　望　時　解　昼　筋

P104 3 穴あき漢字

問1 節電　問2 図書館　問3 器械体操

問4 公定歩合　問5 交通標語　問6 国会議事堂

P106 4 観覧車熟語

問1 水　問2 花　問3 白

問4 海　問5 風　問6 □帯・◯寒※

※別解：腹、白、熱、袋、丸など

P108 5 四字熟語クロスワード

問1 意味深長　問2 問答無用　問3 日進月歩

問4 油断大敵　問5 有言実行　問6 馬耳東風

P110 6 バラバラ漢字

問1 勉強　問2 新幹線　問3 警察署
問4 博覧会　問5 横断歩道　問6 世界自然遺産

P112 7 回転しりとり

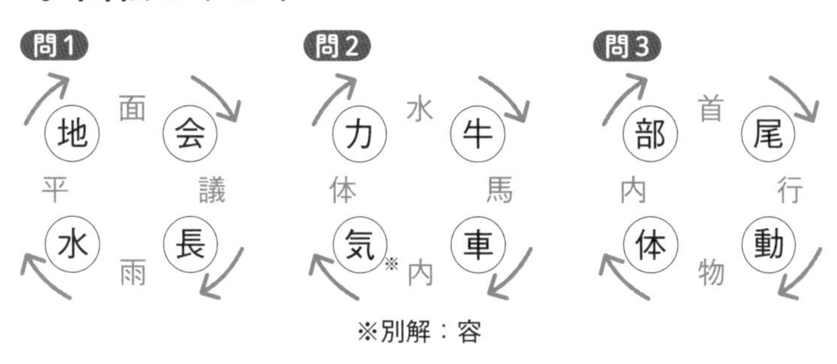

※別解：容

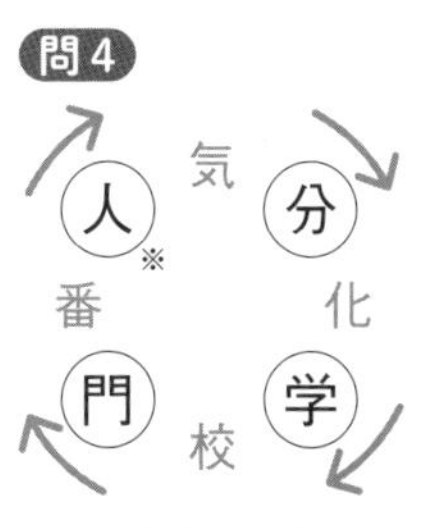

※別解：外

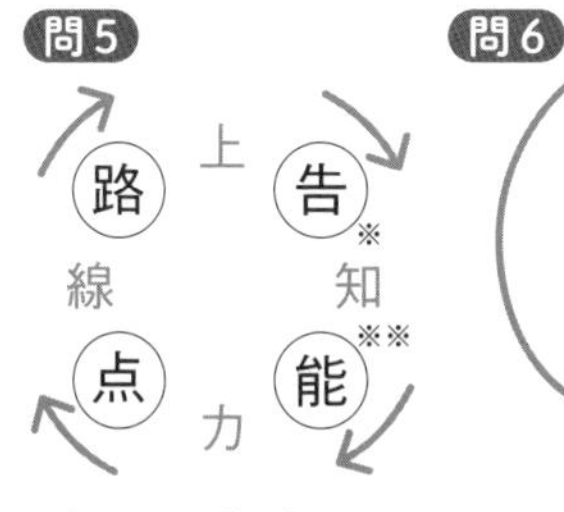

※別解：下（下知：上から
下に命じること）
※※別解：識

問6
類　推　理
人　解
当　弁　答　案　内
問　陸
質　品　上

P114 8 反対語問題

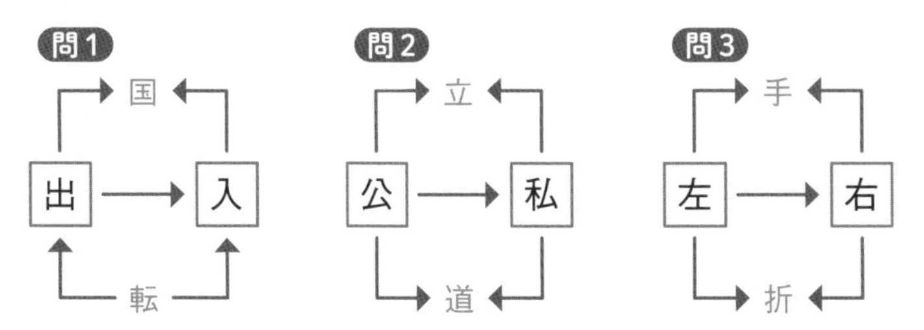

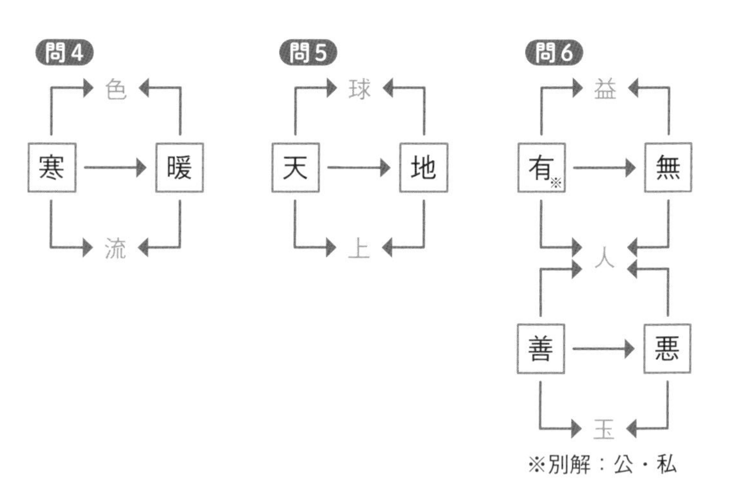

P116 **9** 枝分かれ熟語

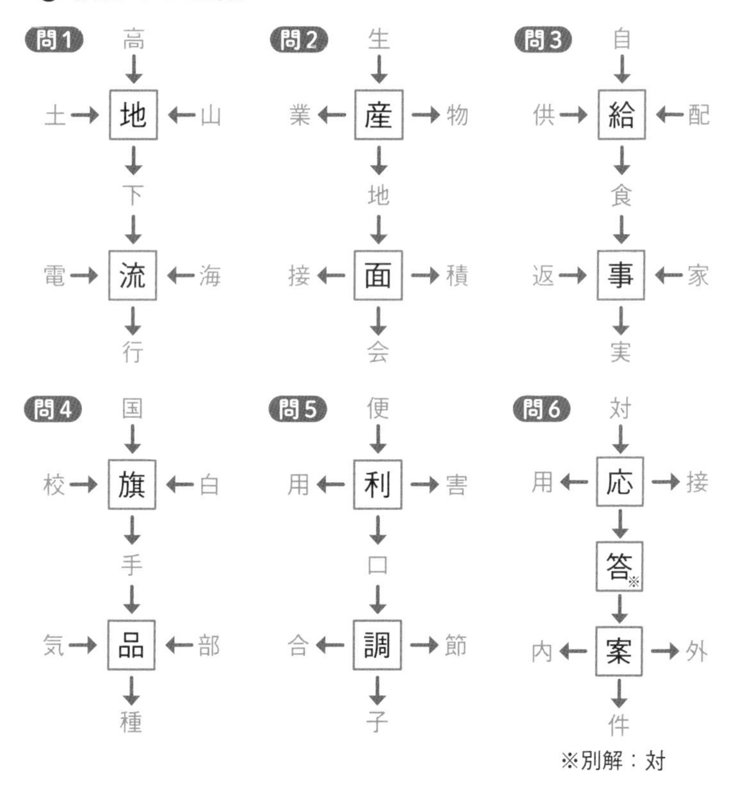

図形パズル

P118 1 規則性を探そう

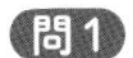

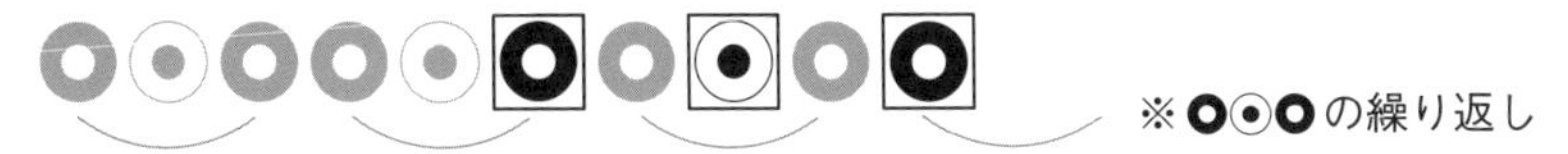

問2

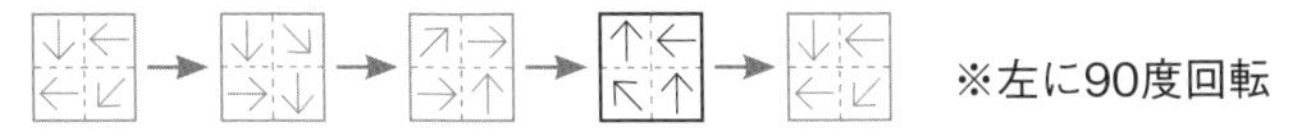

問3

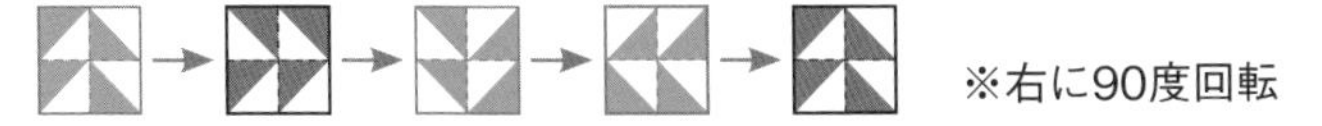

問4

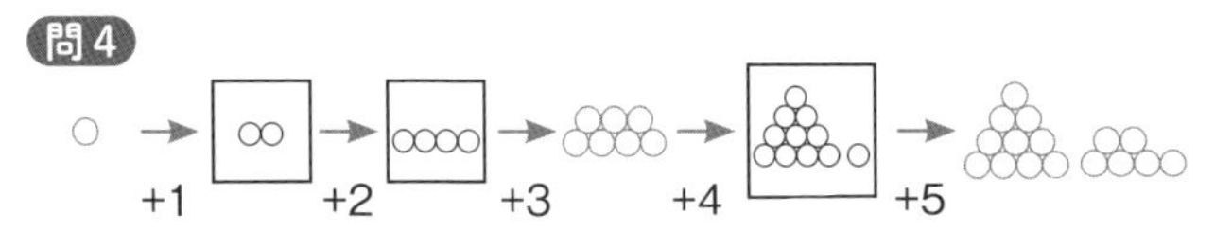

問5

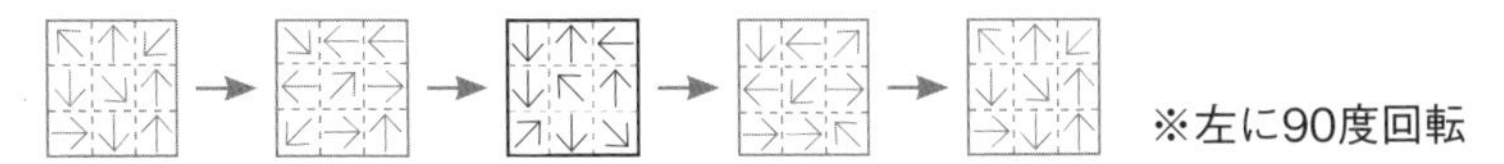

問6

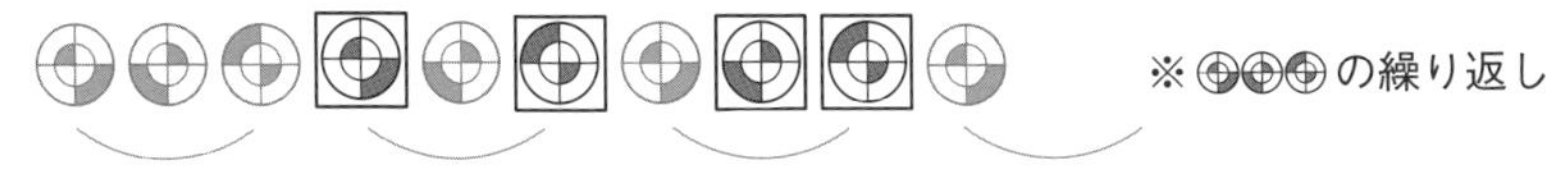

P120 2 積み木はいくつ？

問1 5個　問2 5個　問3 12個（※別解：13個）

問4 11個　問5 17個（※別解：18～20個）

問6 26個（※別解：27～30個）

P122 3 サイコロの目はいくつ？

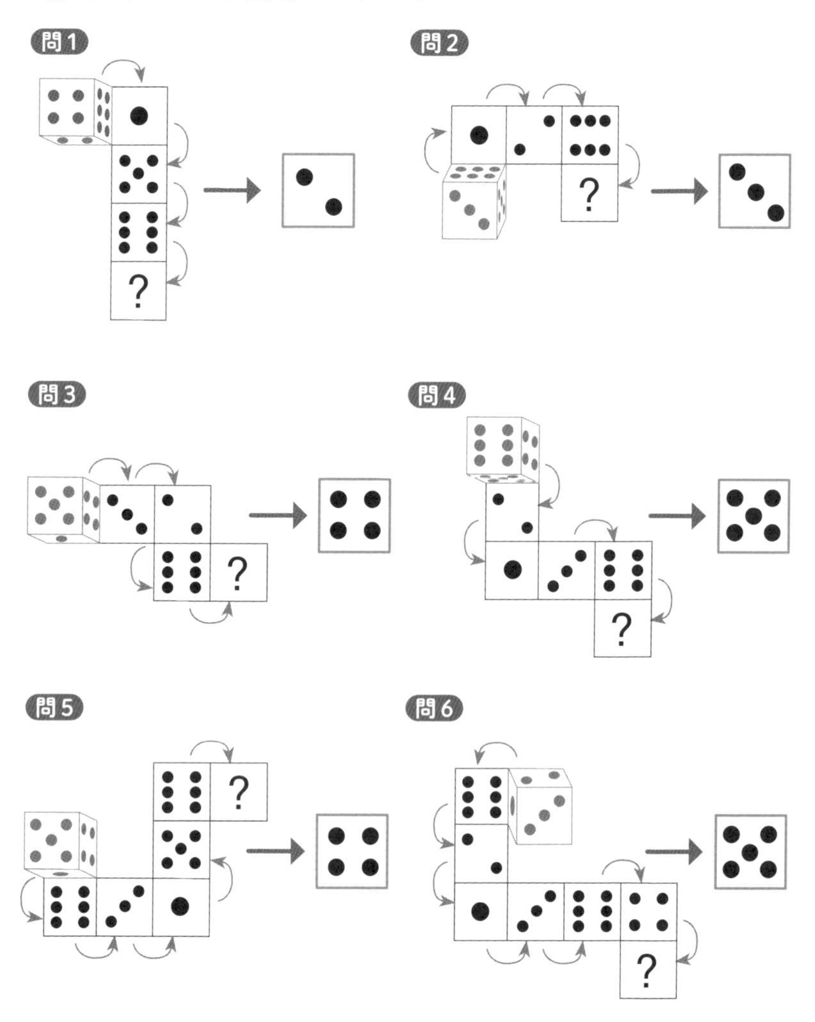

P124 4 ひと筆書き ※それぞれ別のルートもあります

問1 ①

問2 ③

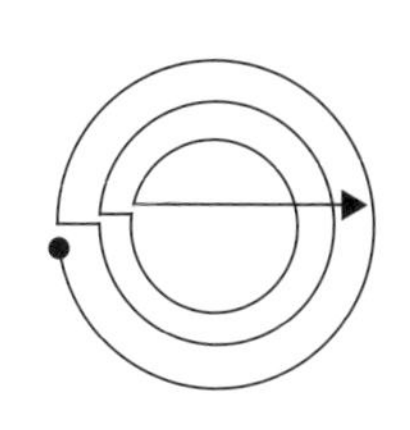

問3 ①

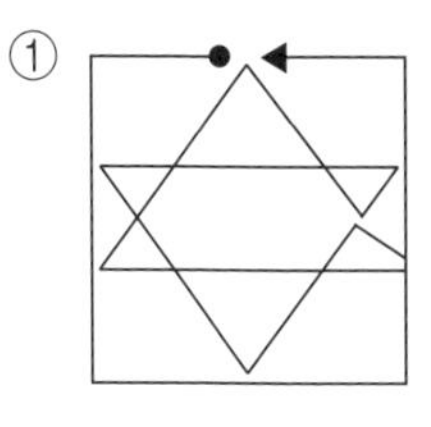

問4 ③

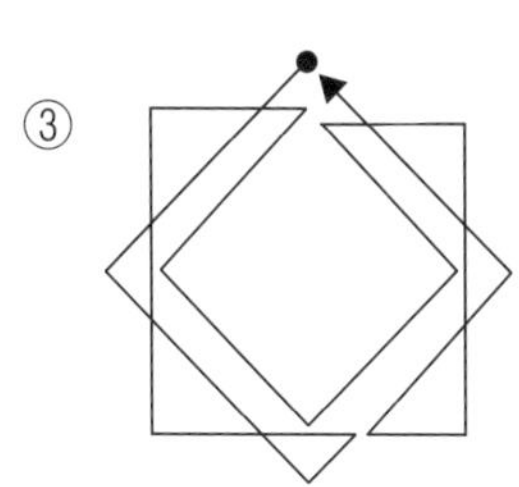

問5 ③

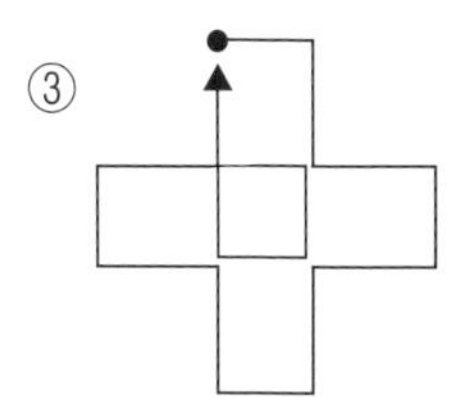

問6 ③

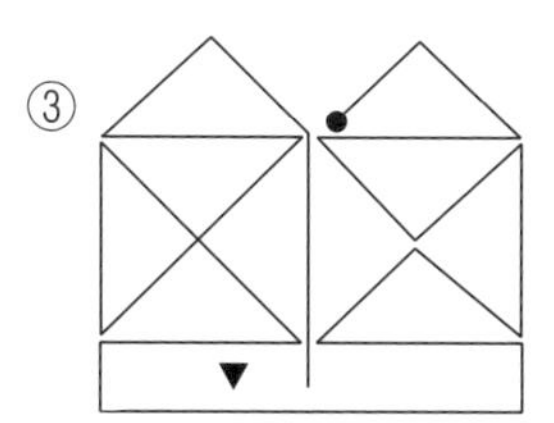

P126 5 展開図はどれ？

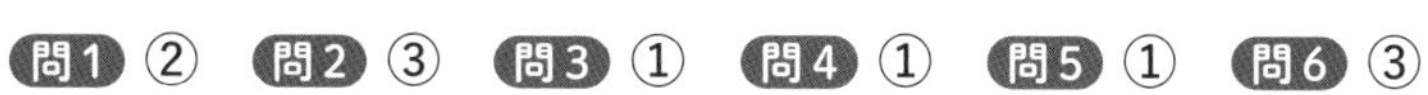
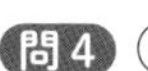
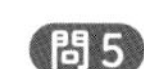
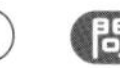

問1 ②　問2 ③　問3 ①　問4 ①　問5 ①　問6 ③

P128 6 一番重いのはどれ？

問1

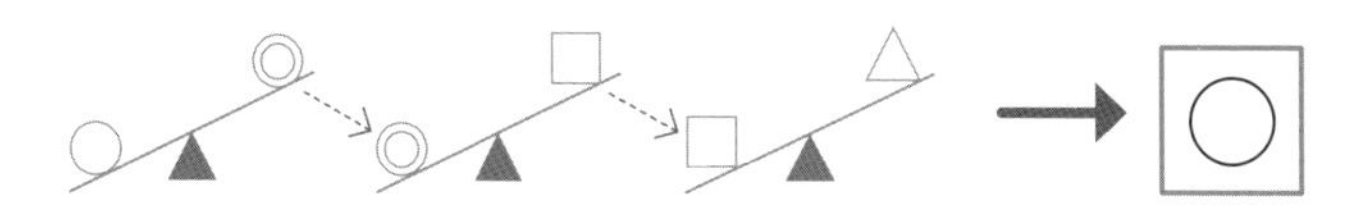

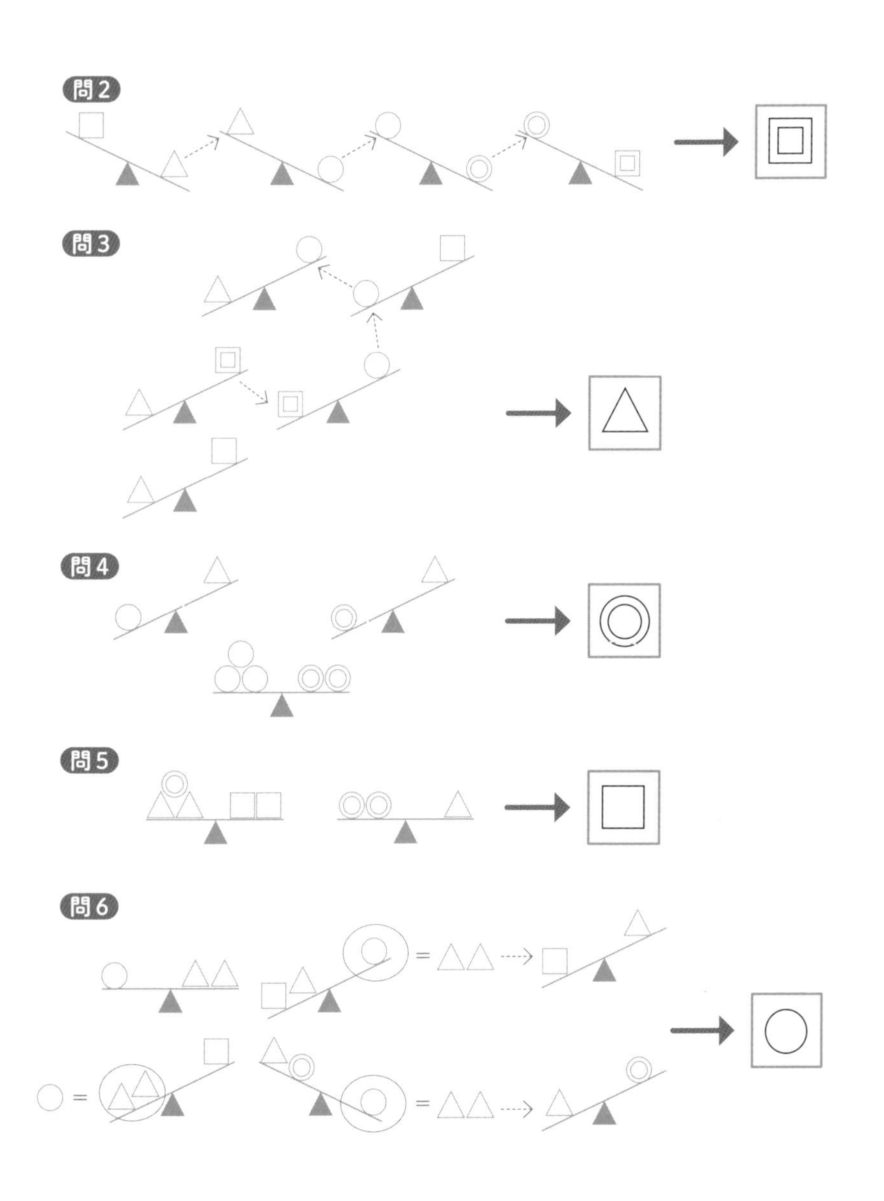

P130 7 今、何時？

問1 12時45分　問2 4時37分　問3 9時41分

問4 10時13分　問5 11時03分　問6 2時56分

P132 8 開くとどうなる？

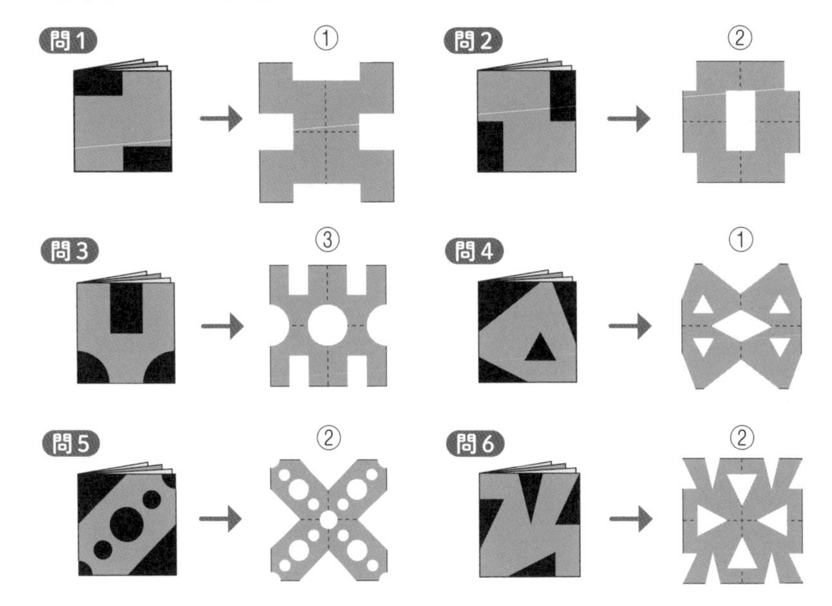

P134 9 鏡に映すとどう見える？

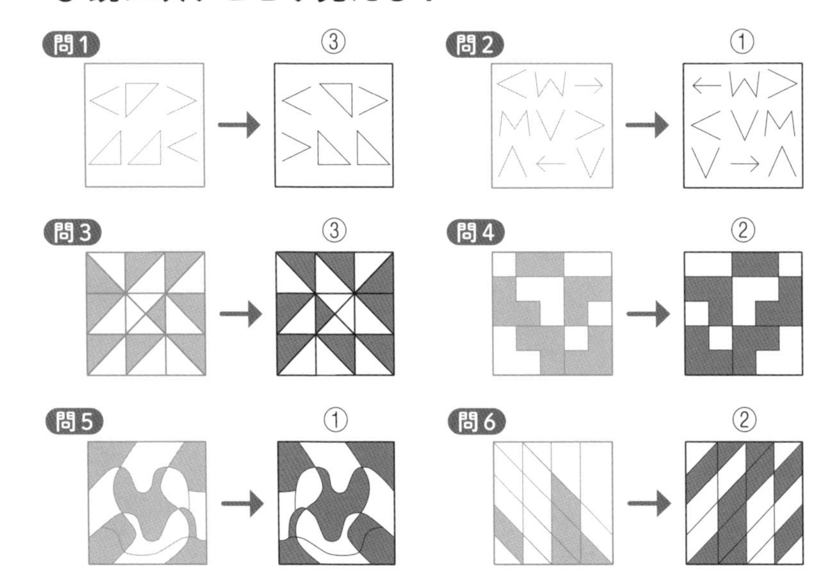

本書は、2014年に発刊した『もの忘れ・認知症を防ぐ！　脳が若返るトレーニング』をベースに、『100歳までボケない手指体操』『100歳までボケない漢字パズル』『100歳までボケない図形パズル』から一部抜粋し、そこに、最新の情報を加えて、再編集したものです。

STAFF

企画・編集　茂木立みどり（こんぺいとぷらねっと）
イラスト　小道迷子
写真　岡 利恵子（2章。本社写真部）　近藤陽介（Dr.白澤）
モデル　小林杏菜
デザイン　熊谷昭典（SPAIS）　佐藤ひろみ
校閲　鷗来堂
編集担当　深山里映

もの忘れ・認知症を防ぐ！
脳が若返るたった5分！のトレーニング　最新改訂版

監　修　白澤卓二
編集人　新井 晋
発行人　倉次辰男
発行所　株式会社主婦と生活社
〒104-8357　東京都中央区京橋3-5-7
編集部　tel. 03-3563-5136
販売部　tel. 03-3563-5121
生産部　tel. 03-3563-5125
https://www.shufu.co.jp
製版所　東京カラーフォト・プロセス株式会社
印刷所　大日本印刷株式会社
製本所　株式会社若林製本工場

ISBN978-4-391-15700-0